华西医学大系

解读"华西现象"

讲述华西故事

展示华西成果

谈谈"心"事
——细说先天性心脏病

TANTAN "XIN" SHI
——XISHUO XIANTIANXING XINZANGBING

主编◎贲可 李宁 陈黎

四川科学技术出版社
·成都·

图书在版编目（CIP）数据

谈谈"心"事：细说先天性心脏病 / 赁可，李宁，
陈黎主编 . -- 成都：四川科学技术出版社，2023.11
　　ISBN 978-7-5727-1204-3

　　Ⅰ . ①谈… Ⅱ . ①赁… ②李… ③陈… Ⅲ . ①先天性
心脏病—诊疗 Ⅳ . ① R541.1

　　中国国家版本馆 CIP 数据核字（2023）第 225601 号

谈谈"心"事
——细说先天性心脏病

主　编　赁　可　李　宁　陈　黎

出 品 人　程佳月
策划编辑　鄢孟君
责任编辑　刘　娟
助理编辑　王　芝　范贞玲
封面设计　象上设计
版式设计　木之雨
责任出版　欧晓春
出版发行　四川科学技术出版社
地　　址　四川省成都市锦江区三色路 238 号新华之星A座
　　　　　传真：028-86361756　邮政编码：610023
成品尺寸　156mm × 236mm
印　　张　8.5
字　　数　170 千
印　　刷　四川华龙印务有限公司
版　　次　2023 年 11 月第 1 版
印　　次　2023 年 12 月第 1 次印刷
定　　价　39.80 元
ISBN 978-7-5727-1204-3

本书编委会

名誉主编: 郭应强　龚　姝

主　　编: 赁　可　李　宁　陈　黎

副 主 编: 干昌平　谢　林　史杰蔚

编　　委: 陆蓓瑶　张　敏　李碧兰　叶燕琳　黄迎春

　　　　　　王亚波　吴柄钢　陈　秒

插　　图: 吴柄钢　刘　玥

《华西医学大系》总序

　　由四川大学华西临床医学院/华西医院（简称"华西"）与新华文轩出版传媒股份有限公司（简称"新华文轩"）共同策划、精心打造的《华西医学大系》陆续与读者见面了，这是双方强强联合，共同助力健康中国战略、推动文化大繁荣的重要举措。

　　百年华西，历经120多年的历史与沉淀，华西人在每一个历史时期均辛勤耕耘，全力奉献。改革开放以来，华西励精图治、奋进创新，坚守"关怀、服务"的理念，遵循"厚德精业、求实创新"的院训，为践行中国特色卫生与健康发展道路，全心全意为人民健康服务做出了积极努力和应有贡献，华西也由此成为了全国一流、世界知名的医（学）院。如何继续传承百年华西文化，如何最大化发挥华西优质医疗资源辐射作用？这是处在新时代站位的华西需要积极思考和探索的问题。

　　新华文轩，作为我国首家"A+H"出版传媒企业、中国出版发行业排头兵，一直都以传承弘扬中华文明、引领产业发展为使命，以坚持导向、服务人民为己任。进入新时代后，新华文轩提出了坚持精准出版、精细出版、精品出版的"三精"出版发展思路，全心全意为推动我国文化发展与繁荣做出了积极努力和应有贡献。如何充分发挥新华文轩的出版和渠道优势，不断满足人民日益增长的美好生活需要？这是新华文轩一直以来积极思考和探索的问题。

基于上述思考，四川大学华西临床医学院/华西医院与新华文轩出版传媒股份有限公司于2018年4月18日共同签署了战略合作协议，启动了《华西医学大系》出版项目并将其作为双方战略合作的重要方面和旗舰项目，共同向承担《华西医学大系》出版工作的四川科学技术出版社授予了"华西医学出版中心"铭牌。

人民健康是民族昌盛和国家富强的重要标志，没有全民健康，就没有全面小康，医疗卫生服务直接关系人民身体健康。医学出版是医药卫生事业发展的重要组成部分，不断总结医学经验，向学界、社会推广医学成果，普及医学知识，对我国医疗水平的整体提高、对国民健康素养的整体提升均具有重要的推动作用。华西与新华文轩作为国内有影响力的大型医学健康机构与大型文化传媒企业，深入贯彻落实健康中国战略、文化强国战略，积极开展跨界合作，联合打造《华西医学大系》，展示了双方共同助力健康中国战略的开阔视野、务实精神和坚定信心。

华西之所以能够成就中国医学界的"华西现象"，既在于党政同心、齐抓共管，又在于华西始终注重临床、教学、科研、管理这四个方面协调发展、齐头并进。教学是基础，科研是动力，医疗是中心，管理是保障，四者有机结合，使华西人才辈出，临床医疗水平不断提高，科研水平不断提升，管理方法不断创新，核心竞争力不断增强。

《华西医学大系》将全面系统深入展示华西医院在学术研究、临床诊疗、人才建设、管理创新、科学普及、社会贡献等方面的发展成就；是华西医院长期积累的医学知识产权与保护的重大项目，是华西医院品牌建设、文化建设的重大项目，也是讲好"华西故事"、展示"华西人"风采、弘扬"华西精神"的重大项目。

《华西医学大系》主要包括以下子系列。

①《学术精品系列》：总结华西医（学）院取得的学术成果，学术影响力强。②《临床实用技术系列》：主要介绍临床各方面的适宜技术、新技术等，针对性、指导性强。③《医学科普系列》：聚焦百姓最关心的、最迫切需要的医学科普知识，以百姓喜闻乐见的方式呈现。④《医院管理创新系列》：展示华西医（学）院管理改革创新的系列成果，体现华西"厚德精业、求实创新"的院训，探索华西医院管理创新成果的产权保护，推广华西优秀的管理理念。⑤《精准医疗扶贫系列》：包括华西特色智力扶贫的相关内容，旨在提高贫困地区基层医院的临床诊疗水平。⑥《名医名家系列》：展示华西人的医学成就、贡献和风采，弘扬华西精神。⑦《百年华西系列》：聚焦百年华西历史，书写百年华西故事。

我们将以精益求精的精神和持之以恒的毅力精心打造《华西医学大系》，将华西的医学成果转化为出版成果，向西部、全国乃至海外传播，提升我国医疗资源均衡化水平，造福更多的患者，推动我国全民健康事业向更高的层次迈进。

《华西医学大系》编委会

2018年7月

前　言

　　癸卯年末，华西医院心脏大血管外科团队小伙伴们的新书《谈谈"心"事——细说先天性心脏病》即将与大家见面啦！通过这本书，我们希望大家能从冰冷晦涩的医学名词中，读出先天性心脏病小患者的可爱和坚强，读出患儿父母的坚持和坚韧，读出先天性心脏病救治医护小伙伴的坚守和柔软，读出社会支持系统的进步和完善。

　　每一位先天性心脏病的小患者都是折翼的天使，如何对待和帮助他们丈量了全社会文明尺度。譬如给先天性心脏病孩子做手术，有的"社会学家"嘟哝着治好了也是社会负担；有的"卫生经济学家"拿起了计算器；有的"社会达尔文主义者"叫嚣让劣等基因自然消亡吧……而我们外科医生护士呢，只是静静地站上了手术台，"这是个生命，而我们恰好能帮上忙"，这也许就是医学中的"奥卡姆剃刀"原则吧。每一位天使都值得被温柔以待，每一个生命都值得为之全力以赴。

　　从这个角度讲，我不仅仅把医疗作为一份职业，还把它当成一项事业，它具有天然的神圣性和悲剧性。为什么这么说呢？请听我分享一个故事：

　　有一位小患者认为自己是一朵蘑菇，于是他每天都撑着一把伞蹲在房间的墙角里，不吃也不喝，像一朵真正的蘑菇一样。医生想了一个办法。有一天，医生也撑了一把伞，蹲坐在了小患者的旁边，小患者很奇怪地问："你是谁呀？"医生回答："我也是一朵蘑菇呀。"小患者点点头，继续做他的蘑菇。过了一会儿，医生站了起来，在房间里走来走去，小患者就问他："你不是蘑菇吗，怎么可以走来走去？"医生回答说："蘑菇当然可以走来走去啦！"小患者觉得有道理，就也站起来走走。又过了一会儿，医生拿出了一个汉堡开始吃，小患者又问：你不是蘑菇吗，怎么可以吃东西？医生理直气壮地回答："蘑菇当然也可以吃东西啦。"小患者觉得很对，于是也开始吃东西……几个星期以后，这位小患者像正常人一样生活了，虽然，他还是觉得自己是一朵蘑菇。

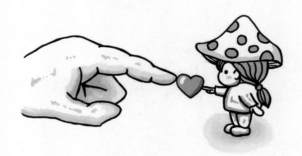

　　听完这个故事，您大约能窥见一点我们先天性心脏病医疗团队的小伙伴的内心了。这个工作很艰苦，但我们很快乐……

　　最后，希望先天性心脏病能得到更多朋友的关注，有更多的人加入先天性心脏病的救治中来。

赁可

2023年12月

第三章　先天性心脏病患者的围术期护理

第四章　先天性心脏病 50 问

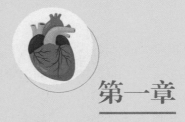

第一章

神秘的先天性心脏病

第一节

换个角度看心脏
——正常的心脏长什么样儿

◎ 一、心脏长什么样子？

正常的心脏位于胸腔内部，横膈之上，两肺之间且偏左（见图1-1-1）。心脏的形状像一个倒置的圆锥体，上宽下窄，大小和自己的拳头差不多（见图1-1-2）。

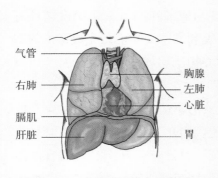

图 1-1-1　心脏毗邻器官示意图

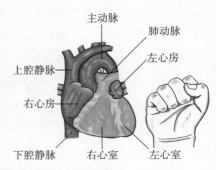

图 1-1-2　心脏形状大小示意图

◎ 二、心脏有哪些结构？

心脏是一个中空的肌性器官，内有四个腔，像一个套四的房子：后上部是左心房、右心房，二者之间由房间隔分隔；前下部为左心室、右心室，二者之间由室间隔分隔。正常心脏的示意图见图1-1-3。

心脏有两个房室瓣和两个大动脉瓣，即位于右心房和右心室之间的三尖瓣、位于右心室和肺动脉之间的肺动脉瓣、位于左心房和左心室之间的二尖瓣，以及位于左心室和主动脉之间的主动脉瓣。正常心脏的解剖图见图1-1-4。

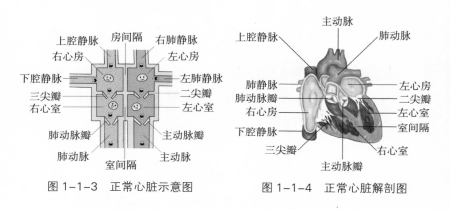

图 1-1-3　正常心脏示意图　　　　图 1-1-4　正常心脏解剖图

◎ 三、心脏有哪些功能？

心脏是一个肌肉泵，位于人体心血管系统的中心。在整个生命活动过程中，心脏不停地跳动，推动血液在心血管系统内循环流动，这个过程称为血液循环。血液循环的主要功能是完成体内的物质运输，将细胞新陈代谢所需的营养物质和氧气运送到全身，以及运送二氧化碳和代谢产物到排泄器官。

心脏的节律性收缩和舒张对血液的驱动作用称为心脏的泵功能或泵血功能，这是心脏的主要功能。简单来说，心脏收缩时会将血液射入主动脉，并通过动脉系统将血液分配到全身各器官和组织；心脏舒张时血液则通过静脉系统回流到心脏，为下一次泵血做准备。正常成年人安静时，心脏每分钟可泵出5～6 L血液，相当于10～12瓶500 ml矿泉水的量；剧烈运动时，心脏每分钟泵血量可为25～30 L，为安静时的5～6倍。职业运动员运动时心脏的泵血量远高于一般人，每分钟泵血量可达35 L，为安静时的7倍或更多。

心率是指心脏跳动的频率，也就是心脏每分钟跳动的次数。成年人的正常心率一般为60～100次/分。儿童由于新陈代谢旺盛和交感神经兴奋性较高，所以心率较快，但随着年龄的增长，心率会逐渐减慢到与正常成年人一样。一般来说，新生儿的正常心率为120～140次/分，1岁以内儿童的正常心率为110～130次/分，2～3岁儿童的正常心率为100～120次/分，4～7岁儿童的正常心率为80～100次/分，8～14岁儿童的正常心率为70～90次/分。

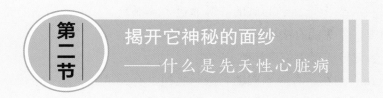

第二节 揭开它神秘的面纱
——什么是先天性心脏病

◎ 一、先天性心脏病是什么？

先天性心脏病（congenital heart disease，CHD）简称先心病，是先天性畸形中最常见的一类疾病，约占各种先天性畸形的28%。先天性心脏病指在胚胎发育时期由于心脏及大血管的形成障碍或发育异常而引起的解剖结构畸形，或胎儿出生后应自动关闭的通道未能闭合而引起的心脏畸形。先天性心脏病的发病率为0.4%～1%，也就是说，约每100个新生儿里面就有一个先天性心脏病患者。

◎ 二、先天性心脏病有哪些类型？

先天性心脏病的疾病谱系特别广，包含上百种具体分型，部分轻症患者可以终生无症状；部分患者可以同时合并多种畸形，症状不一；重者出生即出现严重症状，如缺氧、休克等，甚至夭折。根据心脏左、右心腔及大血管之间有无直接血液分流和有无青紫，可以将先天性心脏病分为三大类。

1. 左向右分流型（潜伏青紫型）

此型是临床最常见的类型，指在左、右心腔之间或主动脉与肺动脉之间有异常通路。正常情况下，由于体循环压力高于肺循环，所以血液从左向右分流而不出现青紫。当患者屏气、剧烈哭闹或因任何病理情况（如肺炎）导致肺动脉和右心室压力增高并超过左心压力时，则可使氧含量低的静脉血自右向左分流而出现暂时性青紫，故此型又称潜伏青紫型。常见的有室间隔缺损、房间隔缺损、动脉导管未闭等。

2. 右向左分流型（青紫型）

此型为先天性心脏病中更为严重的一类，由于畸形的存在，右心压力增高并超过左心压力而使血液从右向左分流；或大动脉起源异常，导致大量回到心脏的静脉血进入体循环，引起患者全身持续性青紫。常见的有法洛四联症、大动脉转位等。

3. 无分流型（无青紫型）

在心脏左、右两侧或动、静脉之间没有异常分流或交通存在，故无青紫现象，只有在发生心力衰竭时才会出现青紫现象，如主动脉缩窄、肺动脉狭窄等。

◎ 三、怎么确定是否患了先天性心脏病？

有些先天性心脏病患者没有什么特别的症状，这类患者一般房、室间隔缺损比较小，病变不重，其先天性心脏病往往在体检的时候发现，而有些患者则会出现一些临床症状。

首先，先天性心脏病患者最常见的症状是反复感冒，例如在询问病史的时候，有些家长会说自己的孩子在家里三天两头感冒。其次，有些家长反映孩子有生长发育迟缓、吃奶时无力、呼吸急促、活动量下降等表现。最后，严重先天性心脏病的患者还可能出现持续的口唇及指（趾）甲颜色呈青紫色。如果身边有人存在这些症状，要提醒他们尽快到正规医院进行全面、详细的检查，一般通过症状、体征、心电图、超声心动图等即可做出诊断。根据患者所患先天性心脏病的不同类型、复杂程度，心脏专科医生可能还会选择性地采取心脏大血管增强CT、心导管检查、心血管造影等检查手段，了解其病变程度、类型及范围。

打败"小怪兽"
——如何治疗先天性心脏病

◎ 一、如何把握先天性心脏病的治疗时机？

先天性心脏病患者中仅有极少数人可以自然恢复，或者即使不做任何治疗也对健康无碍。绝大多数先天性心脏病患者随着年龄的增大，其并发症会逐渐增多，病情也会逐渐加重。手术时机的选择，主要取决于先天性心脏病心脏畸形的种类及程度。

（1）简单而轻微的畸形，如缺损直径很小的房间隔缺损、单纯的肺动脉瓣狭窄（轻度），这些畸形往往对血流动力学无明显影响，此类患者终生不需要任何治疗。

（2）有些先天性心脏病患者可以保守观察到一定年龄再行手术，具体根据心脏专科医生的指导而定。需要强调的是，保守观察期间需定期进行随访观察，并做必要的检查，以免造成误诊而贻误治疗时机。

（3）严重的先天性心脏病，如完全性大动脉转位或左心发育不良综合征等，患者在出生后很短时间内就必须接受手术，否则将无法存活。

◎ 二、治疗先天性心脏病的方法有哪些？

目前，先天性心脏病的治疗方法主要有三种，分别是介入治疗、开胸手术以及复合技术治疗。

1. 介入治疗

先天性心脏病的介入治疗是指经外周血管，在X线透视引导或超声心动图的辅助下，将导管插入心脏病变部位进行治疗的方法，包括球囊扩张术和经导管封堵术两种，前者适用于肺动脉瓣狭窄、主动脉瓣狭窄等疾病，后者适用于部分房间隔缺损、室间隔缺损、动脉导管未闭等疾病。

2. 开胸手术

根据心脏畸形的种类、病理生理改变的程度等综合因素，开胸手术可分为根治手术和姑息手术。

（1）根治手术：可以使患者的心脏解剖结构或生理功能基本恢复到正常水平。

（2）姑息手术：仅能起到改善患者症状的作用，不能起到根治效果，主要用于目前尚无根治方法的复杂先天性心脏病，如双向Glenn手术、各类体–肺分流术、Fontan手术等；或者作为一种预备手术，促使原来未发育完善的结构生长发育，为根治手术创造条件，如体–肺分流术等。

3. 复合技术治疗

复合技术，也称为杂交手术技术，是将介入治疗与开胸手术结合起来，各自发挥其长处，解决相应问题的方法。例如，有的先天性心脏病除了有主要心脏内的畸形外，还有异常的心脏外的侧支血管形成，在外科手术前或手术后需要进行介入手术封堵治疗。有时，介入治疗也可作为外科治疗的辅助手段，为外科根治提供条件。

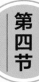

预防先天性心脏病的发生
——先天性心脏病的预防及保健

◎ 一、如何预防先天性心脏病？

1. 适龄生育

过早或过晚生育都对胎儿的生长发育不利。医学已经证明，35岁以上的孕妇腹中胎儿发生基因异常的风险明显增加。也有研究表明，由于生殖细胞突变的风险会随着男性年龄的增长而升高，受孕时男性的年龄越大，其后代发生先天性心脏病的风险也会越高。因此，男性最好也在35岁以前生育。如果是高龄孕妇，建议孕妇接受严格的围产期医学观察与保健。

2. 围产期检查尤为重要

孕前需做好夫妻双方的疾病筛查，排除问题。孕中的胎儿心脏超声检查是胎儿先天性心脏病筛查的重要手段之一。胎儿心脏检查的最佳时间是孕18～22周。

3. 加强孕妇保健

孕妇孕期要注意在医生的指导下合理补充营养，备孕期间和妊娠早期应积极预防风疹、流行性感冒等病毒性感染疾病。孕妇应尽量避免服用药物，如必须使用，应在医生指导下进行。

4. 避免有毒有害物质影响

夫妻任何一方如果有吸烟、酗酒的习惯，应该从备孕开始就戒烟、戒酒至少半年，同时避免接触射线、电离辐射等，为胎儿提供一个良好的生长环境。

5. 孕期避免去高海拔地区

已有研究发现，高海拔地区的先天性心脏病发生率明显高于平原地区，可能与缺氧有关。

◎ 二、先天性心脏病会影响患者智力吗？

先天性心脏病本身并不会对患者智力造成明显影响，但是有一些先天性心脏病患者可能合并一些其他的先天畸形，甚至其本身的先天性心脏病就是某种染色体变异疾病的一部分，这类患者往往伴随不同程度的神经系统发育异常，可能存在智力问题，比如唐氏综合征。

◎ 三、先天性心脏病患者可以接种疫苗吗？

先天性心脏病本身不是预防接种的绝对禁忌证。但是，对于复杂青紫型先天性心脏病，或伴有心力衰竭、肺动脉高压等并发症的先天性心脏病患者，要充分考虑接种的风险效益比，谨慎接种。建议先天性心脏病患者接受严格的心脏专科检查，并经心脏专科医生评估后决定是否可以进行预防接种。

综合国内外文献，推荐如下：①对于生长发育良好、无临床症状、心功能正常的先天性心脏病患者，可以正常预防接种。②对于外科手术后3~6个月，复查心功能无异常的患者，也可以正常预防接种。③对于伴有心功能不全、严重肺动脉高压等并发症，复杂青紫型先天性心脏病需住院手术的患者，或合并免疫缺陷、严重营养不良的患者，建议暂缓接种，并接受专科医生的会诊和评估。

◎ 四、先天性心脏病患者能参加体育活动吗？

先天性心脏病患者由于年龄、疾病类型、疾病严重程度的不同，对活动量的要求及耐受力也有所不同。适量的活动对心脏功能的恢复是有益的。

一般情况下，无青紫型先天性心脏病患者的哭闹不会影响其心脏功能。青紫型先天性心脏病患者家属需注意，如果患者剧烈哭闹后缺氧发作，应尽快安抚患者情绪、转移其注意力，或者为其取膝胸卧位、蹲踞位以缓解缺氧症状，如果缺氧症状不能改善，就要及时到医院就诊。

青紫型先天性心脏病和病情危重的潜伏青紫型先天性心脏病患者应适当减少活动量，避免剧烈运动，以免加重心脏负担。

无症状的潜伏青紫型先天性心脏病患者（包含手术后恢复良好的患者）不用限制一般强度的娱乐活动和运动，如跳绳、游泳、跳橡皮筋、踢毽子、打乒乓球、练体操等，但应避免参加剧烈运动，如打篮球、踢足球、长距离跑步等超负荷运动，以防过度疲劳。患者在运动过程中若出现明显胸闷、头晕、面色苍白、呼吸困难和血压下降等症状，需要立即停止运动，尽早就医。

◎ 五、先天性心脏病患者合并其他疾病时该怎么办？

在先天性心脏病患者合并其他疾病且需要治疗时，父母应该咨询心脏专科医生相关治疗措施是否会影响患者的心脏功能。在治疗期间，父母要多观察患者的精神状态、呼吸及进食等情况。进行输液治疗时，要告知主治医生患者有先天性心脏病，提醒其患者的输液量不宜过多、输液速度不宜过快。如果需要进行其他手术，要充分考虑心脏耐受性，并请心脏外科医生和麻醉医生进行专业评估。

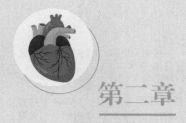

第二章

常见的先天性心脏病

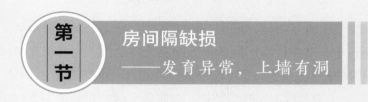

第一节 房间隔缺损
——发育异常，上墙有洞

◎ 一、房间隔在哪儿？有什么功能？

房间隔位于左、右心房之间，像一堵墙把左、右心房分隔开，由两层心内膜加少量心房肌纤维和结缔组织构成。

房间隔起分离左、右心房的作用，能防止左、右心房的血液混合，维持左、右心房的压力，为心脏有效血液循环提供保障。

◎ 二、房间隔缺损是怎么回事儿？

房间隔缺损（atrial septal defect，ASD）是指原始心房间隔在发育、吸收和融合时出现异常，左、右心房之间仍残留未闭合的缺损，造成血液在左、右心房之间由左向右分流，是常见的先天性心脏病之一，约占先天性心脏病发病总数的10%。

房间隔缺损的示意图见图2-1-1，房间隔缺损的解剖图见图2-1-2。

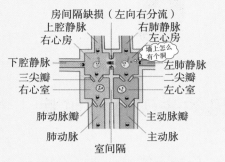

图 2-1-1 房间隔缺损示意图

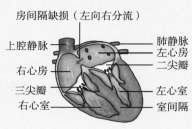

图 2-1-2 房间隔缺损解剖图

◎ 三、房间隔缺损有哪些类型？

根据发生机制不同，可以将房间隔缺损分为原发孔型和继发孔型。临床上最常见的房间隔缺损为继发孔型缺损，约占所有房间隔缺损类型的70%。继发孔型房间隔缺损又分为四种类型。

（1）中央型或卵圆孔型缺损：为临床上最常见的类型，位于房间隔的中心。

（2）下腔型缺损：位于房间隔的后下方。

（3）上腔型缺损：又称静脉窦缺损，位于卵圆孔上方。

（4）混合型缺损：兼有上述两种以上的缺损，缺损较大。

对于无症状的患者，如缺损小于5 mm可以观察，后期持续随访；对右心房、右心室增大者一般主张在学龄前进行手术治疗。成年人如缺损小于5 mm、无右心房、右心室增大可不做手术，但需做好临床观察。

◎ 四、房间隔缺损有哪些临床表现？

多数情况下，房间隔缺损的患者没有症状或症状不明显，其活动量正常，但生长发育迟缓，易患呼吸道感染性疾病，如感冒、支气管炎、肺炎等。

随着年龄的增长，症状可能逐渐明显，尤其在青年期后，患者可能出现心慌、气短、易疲劳、易咳嗽等症状。

如果没有得到及时治疗，患者可能会出现右心衰竭，有活动后心悸、气短加重、下肢水肿等表现，甚至发展到艾森曼格综合征阶段，此时病程进入晚期阶段。当患者出现艾森曼格综合征时，表明已失去手术治疗机会，但可通过内科药物治疗的方法达到改善症状、提高生活质量、延长寿命的目的。

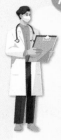

知识拓展

艾森曼格综合征是指由各种左向右分流型先天性心脏病引起的肺血管阻力进行性和不可逆的升高，使肺动脉压力达到或超过体循环压力，导致血液通过心内或心外异常通路产生双向或反向分流的一种病理生理状态。例如，房间隔缺损的患者，刚开始是左心房的血通过缺口往右心房流。长期的、大量的分流性血液灌注肺部，导致肺部小血管发生病变，使得血液通过肺部变得越来越困难，后面发展到右心房的压力超过左心房了，左心房的血就再也流不进右心房了，此时，右心房的血开始往左心房流，皮肤黏膜从无青紫发展至有青紫，这就叫艾森曼格综合征。

◎ 五、为了进一步明确是否患房间隔缺损，需要做哪些检查？

（1）胸部X线检查：房间隔缺损主要表现为肺野充血、心影轻到中度增大和肺动脉段突出，左心室和主动脉正常或比正常稍小。

（2）心电图检查：用于判断房间隔缺损有无导致患者发生心律失常。常表现为电轴右偏、不完全性右束支传导阻滞和右心室肥大。成年患者可有心律失常，以心房纤颤和心房扑动最为常见。

（3）超声心动图检查：该检查是房间隔缺损的重要检查手段，利用超声波产生心脏、心脏瓣膜和大血管的图像。房间隔缺损在超声上可表现为房间隔中部图像连续性的中断，超声还可准确测量缺损大小。彩色多普勒超声可以明确血液分流方向和速度，帮助医生判断病情的严重程度。

（4）心导管检查：必要时，可进行心导管检查。心导管检查是在X线透视下将特殊的导管送入心脏或大血管，在指定的部位测压力、血氧含量、注射指示剂等，以达到检查目的的方法。

◎ 六、房间隔缺损是否需要治疗？

通常来说，部分患者出生3个月后，较小的房间隔缺损可以自然闭合，不会影响其生长发育。自然愈合与缺损的部位有密切关系。如果患者没有明显的症状或肺动脉高压征象，可以定期随访，观察缺损有无闭合；如果患者5～6岁时仍未见缺损闭合，则应考虑手术治疗；如果患者症状明显或有肺动脉高压征象，则需要尽早手术治疗。如果没有及时接受手术治疗，患者会出现生长发育迟缓、反复肺部感染等不良结局。

◎ 七、房间隔缺损应该怎么治疗呢？

小型缺损且无症状或进行性闭合中的房间隔缺损患者症状逐渐减轻时，可暂不手术，继续观察。必要时可采取手术治疗，常见的手术治疗方式有以下几种。

1. 介入封堵术

介入封堵术是指利用导管，经血管将房间隔缺损封堵器植入缺损部位，从而修补缺损，使疾病得到治疗。通常情况下，选择股静脉穿刺置管。医生会根据患者房间隔缺损的大小选择合适的封堵器。

（1）封堵器的材料：传统的封堵器材料多是不可降解材料，主要由弹性记忆镍钛合金骨架和内嵌的生物稳定膜组成，具有良好的形状记忆性能和封堵效果。随着科学的进步，研究者们已经研发出了一些部分可降解、甚至完全可降解的新型封堵器材料。

（2）封堵方法：目前房间隔缺损的介入封堵术可分为四大类，分别是X线引导经皮封堵术（经股静脉入路）、食管超声心动图引导经胸封堵术（分为胸骨右缘第4肋间切口和右腋下切口两类）、单纯超声引导经皮封堵术（经股静脉入路）和胸腔镜下房缺修补术。

介入手术的手术方式和封堵材料的选择，由医生根据患者的病情而定。房间隔缺损封堵术的示意图见图2-1-3。

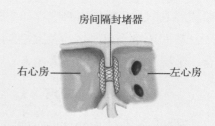

图 2-1-3　房间隔缺损封堵术示意图

2. 房间隔缺损修补术

房间隔缺损修补术是在全身麻醉和体外循环下打开心脏施行修补的。房间隔缺损小者，可以直接使用缝线缝合修补；房间隔缺损大者，可使用自体心包补片（心包是包裹在心脏外面的一层薄膜）或其他人造补片，如牛心包补片、猪心包补片、涤纶补片（一种人工合成的材料补片）等。选择哪种治疗方案，需由心脏专科医生根据缺损的大小、部位以及缺损边缘的情况综合判断。房间隔缺损修补术的示意图见图2-1-4，房间隔缺损修补术的解剖图见图2-1-5。

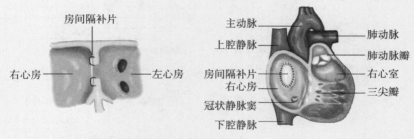

图 2-1-4　房间隔缺损修补术示意图　　图 2-1-5　房间隔缺损修补术解剖图

第二节　室间隔缺损
——发育异常，下墙有洞

◎ 一、室间隔在哪儿？有什么功能？

室间隔比房间隔厚，位于左、右心室之间，像一堵墙把左、右心室分隔开。室间隔可分为膜部和肌部，膜部由结缔组织构成，呈

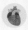

卵圆形或圆形,肌部由心内膜和心肌构成。

室间隔起分离左、右心室的作用,防止左、右心室的血液混合,维持左、右心室的压力,为心脏有效血液循环提供保障。

◎ 二、室间隔缺损是怎么回事儿?

室间隔缺损(ventricular septal defect,VSD)是指室间隔在胚胎时期发育不全,两个心室之间形成孔洞,类似于两间屋子之间的墙壁上出现了"窟窿"。室间隔缺损可以单独存在,也可以是某种复杂心脏畸形的组成部分,是儿童先天性心脏病中常见的类型之一,占先天性心脏病总数的25%~30%。

室间隔缺损的示意图见图2-2-1,室间隔缺损的解剖图见图2-2-2。

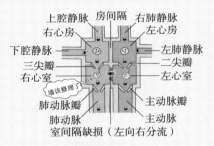

图2-2-1 室间隔缺损示意图

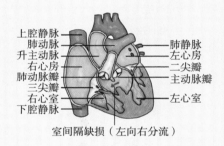

图2-2-2 室间隔缺损解剖图

◎ 三、室间隔有哪些类型?

根据缺损的位置,室间隔缺损可分为以下五种类型。

(1)室上嵴上缺损:缺损位于右心室流出道、室上嵴上方和主、肺动脉瓣之下,少数病例合并主、肺动脉瓣关闭不全。

(2)室上嵴下缺损:缺损位于室间隔膜部,此型最多见,占60%~70%。

(3)隔瓣后缺损:缺损位于右心室流入道,三尖瓣隔瓣后方,约占20%。

(4)肌部缺损:缺损位于心尖部,为肌小梁缺损,收缩期室间隔心肌收缩使缺损变小,所以左向右分流量小。

（5）共同心室：室间隔膜部及肌部均未发育，或为多个缺损，较少见。

◎ 四、室间隔缺损有哪些临床表现？

患者症状的轻重与室间隔缺损的大小有关。

（1）缺损小、分流小的患者：一般无明显症状，常在体检时发现心脏杂音，部分患者有多汗、心率快等表现。

（2）缺损较大、分流较大的患者：常有劳累后气促、心悸、乏力等症状，可反复出现上呼吸道感染或肺部感染，同时也可能出现心力衰竭。

（3）大型缺损的患者：常有喂养困难、生长发育迟缓等表现。生长发育迟缓是指在生长发育过程中出现了速度放慢或顺序异常等现象，是否发生生长发育迟缓需要由专业儿科医生对儿童进行评估。如果婴幼儿时期缺损较大，患者极有可能出现心力衰竭。

◎ 五、为了进一步明确是否患室间隔缺损，需要做哪些检查？

（1）胸部X线检查：中度以上缺损者，心影轻度到中度扩大，左心缘向左、向下延长，肺动脉圆锥隆出，主动脉结变小，肺门充血。重度阻塞性肺动脉高压者，心影扩大反而不显著，肺动脉粗大，远端突变小，分支呈鼠尾状，肺野外周纹理稀疏。

（2）心电图检查：缺损小者，心电图检查示正常或电轴左偏。缺损较大者，随分流量和肺动脉压力增大而显示左心室高电压、肥大或双心室肥大。严重肺动脉高压者，则示右心肥大或伴劳损。

（3）超声心动图检查：可有左心房、左心室和右心室内径增大，室间隔回声连续中断，也可明确室间隔各部位的缺损。多普勒超声可探测到湍流频谱。

（4）心导管检查：必要时，可进行心导管检查。对于罹患较大的缺损且就医偏晚的大龄儿童或成年患者，可能需要进行心导管检查以明确肺动脉高压的程度和肺血管病变的情况，以帮助医生判断手术指征。

◎ 六、室间隔缺损是否需要治疗？

室间隔缺损的治疗方案取决于缺损所在的部位和大小。有临床意义的室间隔缺损易并发支气管炎、充血性心力衰竭、肺水肿及感染性心内膜炎等疾病。对于较大的室间隔缺损患者，通常来说，不论年龄大小都建议其接受手术治疗。

◎ 七、室间隔缺损应该怎么治疗呢？

小型缺损且无症状或进行性闭合中的室间隔缺损患者症状逐渐减轻时，可暂不手术，只需观察、随访。但应注意，长期高速 血流冲击，易使患者出现感染性心内膜炎。常见的手术治疗方式有以下几种。

1. 介入封堵术

介入封堵术是一种微创手术，室间隔缺损的类型不同，采用的封堵方式也略有不同。通常经股静脉或股动脉置入导管，将封堵器送到缺损部位进行封堵。

2. 经胸小切口封堵术

对于部分经血管进行介入封堵困难的室间隔缺损，如膜部瘤形成、多发破口、部分干下型缺损等，可尝试经胸小切口封堵术。此手术仅需要在患者右侧前胸部切一个约2 cm长的小切口，在食道超声引导下，将封堵器送到缺损部位进行封堵。相较于开胸手术，此方式手术时间短、住院时间短、术后恢复快、手术创伤较小。

3. 室间隔缺损修补术

室间隔缺损修补术是指在全身麻醉且体外循环下，经胸部正中，打开胸骨及心脏修补缺损。室间隔缺损小者，可以使用缝线直接缝合；室间隔缺损大者，可使用自体心包补片、牛心包补片、猪心包补片、涤纶补片等修补缺损。

具体选择哪一种治疗方案，需由心脏专科医生根据患者室间隔缺损的大小及缺损部位的边缘情况，评估患者有无相应禁忌证，进行综合判断。

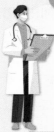

知识拓展

感染性心内膜炎是指病原体进入血液和循环系统后，在心脏或大血管内部定植、生长、繁殖、存积，从而引起局部组织炎症和破坏，引起相应的临床表现和症状的一种疾病。先天性心脏病患者发生感染性心内膜炎的风险比正常人高，所以应积极预防。

第三节 动脉导管未闭
——生命通道，未闭惹祸

◎ 一、动脉导管在哪儿？有什么功能？

动脉导管是连接主动脉、左肺动脉的通道，在胎儿时期，动脉导管是胎儿存活的重要生命通道，可以为胎儿时期血液循环提供有效保障。

简单来讲，人体心脏相当于发动机，血管就像高速公路，四通八达，将血液信息运送到全身各个地方，动脉导管就相当于一条动脉高速路（主动脉）和静脉高速路（左肺动脉）之间的"小路"。

◎ 二、动脉导管未闭是怎么回事儿？

动脉导管未闭（patent ductus arteriosus，PDA）是小儿先天性心脏病常见类型之一，单纯动脉导管未闭的发病率占各类先天性心脏病的5%～10%。胎儿时期动脉导管开放是血液循环的重要通道之一，出生后大约15小时即发生功能性关闭，80%的婴幼儿在出生后3个月发生解剖性关闭，出生后1年在解剖学上发生完全关闭。如果出生后动脉导管持续开放，则会引起心脏和循环系统一系列的病理生理改变，造成心脏负担增加，从而导致不良后果。动脉导管未闭可能单独存在，也有可能合并其他心脏畸形，如室间隔缺损、肺动脉狭窄等。

动脉导管未闭的示意图见图2-3-1，动脉导管未闭的解剖图见图
2-3-2。

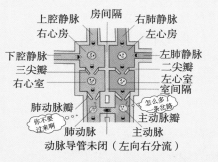

图 2-3-1　动脉导管未闭示意图

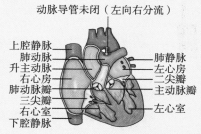

图 2-3-2　动脉导管未闭解剖图

◎ 三、动脉导管未闭有哪些类型？

根据未闭动脉导管的大小、长短、解剖形态及造影影像，可分
为以下五种类型（见图2-3-3）。

（1）管型：动脉导管粗细一致、直径相等、形状像圆管或圆柱。

（2）漏斗型：动脉导管的主动脉端膨大、肺动脉端逐渐狭窄，
像漏斗状。

（3）哑铃型：动脉导管中段细，靠近主动脉、肺动脉的两端宽
大，像哑铃状。

（4）窗型：动脉导管主动脉、肺动脉两端靠得比较近，通道
短，中间就像开了一扇窗。

（5）动脉瘤型：动脉导管多处狭窄，中间呈瘤样膨大、壁薄而
脆、张力高。

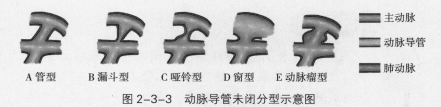

A 管型　　B 漏斗型　　C 哑铃型　　D 窗型　　E 动脉瘤型

主动脉

动脉导管

肺动脉

图 2-3-3　动脉导管未闭分型示意图

◎ 四、动脉导管未闭有哪些临床表现？

1. 症状

动脉导管未闭患者的症状取决于导管的大小、肺血管阻力以及是否合并其他心脏病畸形。

（1）未闭动脉导管直径较小的患者可以没有症状，仅在体检时发现心脏杂音；活动量不减少，或仅表现为生长发育迟缓、反复患呼吸道感染类疾病，如感冒、支气管炎、肺炎等。

（2）未闭动脉导管直径较大的患者在婴幼儿期即可有咳嗽、呼吸急促、喂养困难（喂奶时可出现中断进食）、体重不增、生长发育落后等表现，也可伴有心前区突出、鸡胸（胸廓向前隆起畸形，形状像鸡的胸脯）等现象。随着病情进展，大量动脉血流入肺动脉，最后导致左心房、左心室增大，患者可能出现心力衰竭，并可继发肺动脉高压（肺血管内压力升高），在动脉导管位置出现右向左分流，一部分静脉血流进了主动脉，患者表现出"差异性紫绀"（见图2-3-4）。

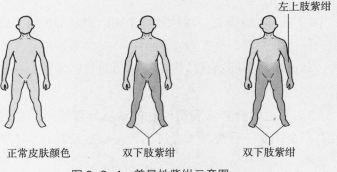

左上肢紫绀

正常皮肤颜色　　　双下肢紫绀　　　双下肢紫绀

图 2-3-4　差异性紫绀示意图

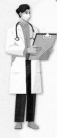

知 识 拓 展

　　差异性紫绀是动脉导管未闭患者特有的临床表现。在先天性心脏疾病伴有动脉导管未闭时，肺动脉高压造成肺动脉水平右向左分流，一部分静脉血经异常通道（多经动脉导管）进入降主动脉，从而导致差异性紫绀发生。患者可表现为只有下半身紫绀而上半身无紫绀，或者右上肢无紫绀而左上肢及下半身紫绀。

2. 体征

　　患者心前区可隆起，心尖搏动增强，胸骨左缘可闻及响亮的连续的心脏杂音，并向左上颈背部传导。由于病理生理的变化，患者还可出现周围血管体征，包括水冲脉、毛细血管搏动征等。

知 识 拓 展

　　水冲脉是指触摸脉搏时感到脉搏忽高忽低，犹如潮水一样波动，有冲击感。

　　毛细血管搏动征是指用手指轻压患者指甲末端，局部出现与患者心律一致的红白交替的微血管搏动现象。

◎ 五、为了进一步明确是否患动脉导管未闭，需要做哪些检查？

　　（1）胸部X线检查：动脉导管未闭的患者心影可正常。动脉导管粗、分流量大者，有左心室增大，心尖向下延伸，左心房亦轻度增大。肺血增多，肺动脉段突出，肺门血管影增粗，可显示"肺门舞蹈征"。

　　（2）心电图检查：病情较轻的动脉导管未闭的患者，其心电图可以完全正常。分流量大者可出现左心室及右心室不同程度的增大、肥厚。

（3）超声心动图检查：多普勒超声可以通过测定血流的速度和方向，根据其改变，显示未闭的动脉导管及异常的血流信号，反映心脏及大血管的病理改变。

（4）心导管检查：典型病例不需要进行心导管检查，有肺动脉高压或并发其他畸形的患者，可能需要进行心导管检查以明确肺动脉高压的程度和肺血管病变的情况，以帮助医生判断手术指征。

◎ 六、动脉导管未闭是否需要治疗？

通常情况下，动脉导管在婴儿出生后数个月内会因失用而闭塞，形成动脉韧带。虽然非常细小的动脉导管未闭对心脏大小以及血流动力学没有影响，可随访观察，但长期高速血流冲击，会使患者患感染性心内膜炎的风险比正常人高，所以在日常生活中需要加以预防。对于有血流动力学意义的较为粗大的未闭动脉导管，一般主张患者及时进行外科手术治疗或经介入手术予以处理。

◎ 七、动脉导管未闭怎么治疗呢？

1. 经皮介入封堵术

对于大部分形态规则、粗细适合的未闭动脉导管可通过微创介入放入封堵器来达到根治的目的。

2. 动脉导管结扎术／切断缝合术

对于特殊形态或异常粗大的未闭动脉导管患者，包括低体重的早产新生儿合并的粗大导管，需要在全身麻醉下打开胸腔进行手术结扎或者缝合。极个别的情况下，动脉导管未闭患者需要在体外循环的配合下进行手术。

选择哪种治疗方案，需由心脏专科医生根据患者年龄、动脉导管的类型以及是否合并其他并发症等情况进行综合判断。

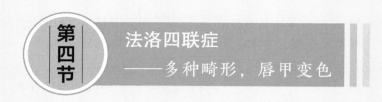

第四节 法洛四联症
——多种畸形，唇甲变色

◎ 一、法洛四联症是怎么回事儿？

法洛四联症（tetralogy of Fallot，TOF）是一种由四个主要病变组成的复合的先天性心血管畸形。因法国医生法洛详细描述了该病的病理改变及临床表现而被命名为"法洛四联症"。

法洛四联症主要包括四种病理解剖畸形：肺动脉狭窄、室间隔缺损、主动脉骑跨以及右心室肥厚，其中，肺动脉狭窄和室间隔缺损对患者的病理生理、病情严重程度及预后具有重要影响。法洛四联症是最常见的青紫型先天性心脏病，在先天性心脏病中所占比例为5%～7%，且可合并其他心血管畸形。

法洛四联症的示意图见图2-4-1，法洛四联症的解剖图见图2-4-2。

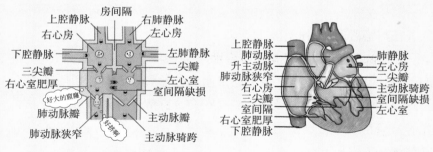

图 2-4-1　法洛四联症示意图　　　　图 2-4-2　法洛四联症解剖图

法洛四联症的发病原因尚不十分清楚，目前认为可能与环境、遗传等因素有关。环境因素主要包括妊娠早期胚胎损害，如摄入致畸药物、烟酒、农药，接触放射线等；母亲患有病毒感染性疾病，如风疹等；母亲患有营养障碍性疾病，如糖尿病、苯丙酮尿症等。遗传因素在法洛四联症中也起到了一定的作用，如有先天性心脏病家族史的人群患病率会增高。

◎ 二、法洛四联症有哪些临床表现？

1. 症状

（1）紫绀：是法洛四联症患者的主要表现，其出现的早晚和严重程度与肺动脉狭窄程度、动脉导管是否关闭及主动脉骑跨程度有关。出生时患者紫绀可不明显，一般3个月后逐渐明显，并且随着患者年龄增长而逐渐加重，起初可见患者哭闹、活动时口唇紫绀，而后逐渐加重，表现为安静时也可出现口唇、面色紫绀。紫绀多见于毛细血管丰富的浅表部位，如唇、指（趾）甲、球结膜、口腔黏膜、耳垂、鼻尖等。因血氧含量下降，患者活动耐力减弱，在啼哭、情绪激动、体力劳动、寒冷等情况下，可出现呼吸急促及紫绀加重等症状。

（2）蹲踞现象：是法洛四联症患者的特征性姿态，每当患者行走、游戏、劳累时，常主动下蹲休息（见图2-4-3）。因为患者蹲踞时下肢屈曲，使静脉回心血量减少，减轻了心脏负荷，同时下肢动脉

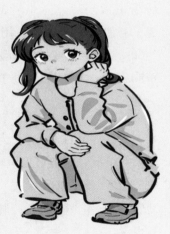

图 2-4-3 蹲踞现象

受压，增加主动脉及左心室压力，右向左分流量减少，使得更多的富含氧气的血液进入主动脉而缓解全身缺氧症状。

（3）杵状指（趾）：是指患者长期缺氧使指（趾）端毛细血管扩张增生，局部软组织和骨组织增生肥大，指（趾）端膨大青紫呈鼓槌状，指甲表面弯曲成弧状，一般发绀持续6个月以上，可出现杵状指（趾）（见图2-4-4）。

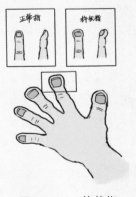

图 2-4-4 杵状指

（4）阵发性缺氧发作：一般多见于肺动脉狭窄严重和右心室肥厚明显的患者，起病突然，患者常出现阵发性呼吸加快加深、呼吸困难、紫绀加重，严重者可出现晕厥、抽搐甚至死亡，患者可主诉头痛、头晕。在吃奶、哭闹、排便、情绪激动、贫血、感染等诱因下可发作。缺氧发作过于频繁或久不缓解可能会影响患者脑部功能，引起脑损伤，影响患者智力。

2. 体征

法洛四联症患者的生长发育一般较迟缓，智力发育也可能稍落后于正常同龄儿。患者常出现紫绀、杵状指（趾）、心前区略隆起，心脏听诊有杂音，用经皮血氧饱和度测定仪测定氧饱和度结果为60%～80%，或抽取动脉血进行血气分析结果示动脉血氧分压常低于80mmHg，表明患者处于缺氧状态。

◎ 三、为了进一步明确是否患法洛四联症，需要做哪些检查？

（1）心电图检查：为无创检查，可评估患者心率、心律、心脏增大等情况，一般可见电轴右偏、右心室肥厚。

（2）胸部X线检查：结果示右心室增大，心尖圆钝上翘，典型者心影呈"靴型"；肺动脉缩小，肺动脉段凹陷，肺血管纹理减少。

（3）超声心动图检查：能明确心内畸形、近端肺动脉的发育情况，能评价心脏功能，为临床目前首选的检查手段。

（4）增强CT和MRI检查：对于各种解剖结构异常可进一步清晰显示。

（5）心导管检查：为有创检查，需住院。通过大血管穿入心导管，测量心脏及大血管压力、血流动力学改变、血氧饱和度变化及分流情况，进一步确定畸形的性质和程度，以及有无合并其他畸形，为制定手术方案提供依据。

（6）其他检查：如放射性心血管造影、遗传学检查等。

◎ 四、法洛四联症是否需要治疗？

法洛四联症需要进行积极的手术治疗。儿童期未经手术治疗者预后不佳，多死于心功能不全、脑血管意外、感染性心内膜炎等并发症。未经手术治疗而存活至成年的法洛四联症患者，唯一可选择的治疗方法为手术纠正畸形，手术危险性较儿童期更大，但仍应争取手术治疗。随着先天性心脏病治疗技术的迅速发展，法洛四联症患者的救治机会已得到大大提高。

◎ 五、法洛四联症怎么治疗呢？

1. 内科及药物治疗

这种治疗方式只能改善症状，对本病无根治作用。一般是为了控制感染、预防缺氧发作等。

2. 外科治疗

手术是法洛四联症患者的主要治疗方法。

（1）根治性手术：低温体外循环下，拓宽狭窄的肺动脉，修补室间隔缺损，剪除右心室内异常肌束，清理右心室流出道，矫正其他合并畸形。

（2）姑息性手术：相对于根治性手术，姑息性手术不能彻底矫治病变，但可以缓解症状，为患者争取更多的治疗机会。适用于病情发展严重、严重缺氧、肺血管发育较差、呼吸道反复感染和昏厥患者。姑息性手术常用的术式为锁骨下动脉-肺动脉吻合术、右室流出道补片扩大术等。

随着外科、麻醉、体外循环、围术期护理等学科和技术的发展，法洛四联症的手术适应证已逐渐放宽，手术效果良好。具体是否适合手术、选择哪种手术方式，需要根据医院的技术设备水平、主刀医生经验、患者具体病情和家属意愿等综合决定。

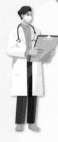

知 识 拓 展

如果患者口唇紫绀、严重缺氧不能缓解，甚至意识丧失怎么办？

如果患者发生阵发性呼吸急促、深长，紫绀加重，烦躁不安，肌张力低下，偶发意识丧失，要警惕是缺氧发作，如处理不及时，患者可因严重缺氧致死。缺氧发作重在预防，要减少不良刺激，及时处理患者哭闹、屏气等诱发因素，保持充足饮水量，清淡、营养饮食，少食多餐，不可过饱，不可剧烈运动，预防感冒等呼吸道疾病。缺氧发作时，如果患者是小婴儿，家长可帮助患者将双腿屈膝并靠近胸口；如果患者是大一点的孩子，家长应立即使患者处于膝胸卧位（见图2-4-5）。膝胸卧位要点为：患者俯卧，两小腿平放于床上，大腿与床垂直，两腿稍分开，胸部贴于床面，腹部悬空，臀部抬起，头转向一侧，两臂屈肘交于头部两侧。有条件者可给予吸氧，并立即送医进行抢救。

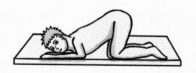

图 2-4-5 膝胸卧位

第五节 部分性肺静脉异位引流
——血管有异，影响生长

◎ 一、肺静脉在哪儿？有什么功能？

肺静脉是人体心脏和肺部之间的主要血管之一。肺静脉一般共有4支，左、右两肺各发出两支，进入左心房，接收来自肺的富含氧气的动脉血。肺静脉是动脉血进入左心房的必经之路，氧含量丰富的动脉血通过这条道路才能输送到左心房，再通过左心室将氧气输送到全身各个器官组织。肺静脉相当于连接双肺和左心房的通道，可以进行养分的运输以及气体的交换，为心脏有效血液循环提供保障。

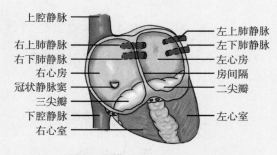

图 2-5-1　正常肺静脉引流解剖图

正常肺静脉引流的解剖图见图2-5-1。

◎ 二、部分性肺静脉异位引流是怎么回事儿？

部分性肺静脉异位引流（partial anomalous pulmonary venous connection，PAPVC）又称部分性肺静脉异位连接，是指正常连接在左心房的4支肺静脉中有一部分（1～3支）未能与左心房正常连接，而是直接或间接通过其他途径连接到了右心房（见图2-5-2）。部分性肺静脉异位引流可单独存在，但常合并房间隔缺损。

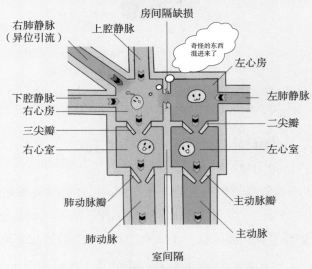

图 2-5-2　部分性肺静脉异位引流示意图

◎ 三、部分性肺静脉异位引流有哪些类型?

部分性肺静脉异位引流解剖类型繁多,以下几类较为常见(见图2-5-3)。

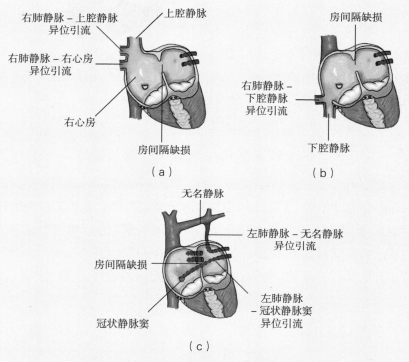

（a）
（b）
（c）

图 2-5-3　部分性肺静脉异位引流解剖图

注:a 为右肺静脉－上腔静脉／右心房异位引流;b 为右肺静脉－下腔静脉异位引流;c 为左肺静脉－无名静脉／冠状静脉窦异位引流。

（1）右肺静脉异位引流至上腔静脉或右心房:常伴有房间隔缺损,在临床上最为常见。

（2）右肺静脉异位引流至下腔静脉:患者的胸部平片看上去如弯刀样,因而得名"弯刀综合征"。常伴有其他畸形,如右肺发育不良,也可能伴有室间隔缺损、动脉导管未闭、主动脉缩窄及法洛四联症等。

（3）左肺静脉与无名静脉异位连接:左上叶或左侧全部肺叶静

脉通过异常的垂直静脉进入左无名静脉。

此外，还有左肺静脉与冠状静脉窦、下腔静脉、上腔静脉、左锁骨下静脉异常连接，偶尔右肺静脉也会异常连接至奇静脉或冠状静脉窦。

◎ 四、部分性肺静脉异位引流有哪些临床表现？

1. 症状

部分性肺静脉异位引流所产生的病理生理效果类似于房间隔缺损，所以其临床表现和疾病过程也和房间隔缺损相似（参见本书第二章第一节）。当然，房间隔缺损本身也是一种最常与肺静脉异位引流合并出现的畸形。正常情况下，绝大多数部分性肺静脉异位引流患者临床症状不明显，大多数因查体发现心脏杂音而就诊。部分性肺静脉异位引流患者多无紫绀；少数异位引流支数多，合并房间隔缺损的患者在婴儿期可出现气促、多汗、活动受限等症状，还可表现为喂养困难、反复呼吸道感染等。

2. 体征

患者生长发育迟缓，体格检查时，在胸骨左缘可触及右心室抬举样搏动，在胸骨左缘第2~3肋间可闻及收缩期杂音，肺动脉瓣第二心音亢进。

◎ 五、为了进一步明确是否患部分性肺静脉异位引流，需要做哪些检查？

（1）心电图检查：可评估患者心率、心律、心脏增大等情况，一般可见右心房肥大、右心室肥厚，电轴右偏。

（2）胸部X线检查：可以观察心脏阴影的大小、形态及位置的改变。检查结果可见右心房、右心室扩大，肺血增多，肺动脉段饱满或突出，主动脉结小。右肺静脉异位连接到下腔静脉时，心脏右缘有一新月形血管影，即"弯刀综合征"。

（3）超声心动图检查：能明确心内畸形、常常可探及异常连接的肺静脉异位引流的部位及数目，同时能了解是否存在房间隔缺损及其位置与大小，有利于手术纠治方法的选择。

（4）增强CT或MRI检查：增强CT或MRI检查在部分性肺静脉异位引流的诊断中具有不可替代的价值。增强CT或MRI检查能够准确地展现肺静脉异位连接的位置、走行。

（5）心导管检查或右心造影检查：必要时可行心导管检查或右心造影检查，可评估肺静脉畸形连接异位引流的情况，同时可以了解肺血管阻力大小及心室功能。

◎ 六、部分性肺静脉异位引流是否需要治疗？

绝大多数部分性肺静脉异位引流都是需要外科手术治疗的，因为多支错误连接的肺静脉和可能合并的缺损会导致大量的非正常的心脏内血液分流，增加心脏负担，导致相应症状和造成远期危害。

◎ 七、部分性肺静脉异位引流怎么治疗呢？

手术一般在患者学龄期前后进行。手术不仅需要纠正错误连接的血管，也需要关闭同时存在的房间隔缺损。对于极少数不合并缺损的单支肺静脉异位引流（比较常见的是单支左上肺静脉引流入无名静脉），如引流血管细小、引流量不大、心脏无明显增大表现者，也可能不予手术干预。

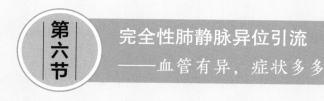

第六节　完全性肺静脉异位引流
——血管有异，症状多多

◎ 一、完全性肺静脉异位引流是怎么回事儿？

完全性肺静脉异位引流（total anomalous pulmonary venous connection，TAPVC）是指所有肺静脉均没有直接进入左心房，而是连接至右心房或其他的体循环静脉。完全性肺静脉异位引流临床较为少见，但更为严重，是常见的先天性心脏病急症之一。完全性肺静脉异位引流必须合并房间隔缺损或卵圆孔，也就是必须存在左、右心房之间的交通，患者出生后才能存活至手术矫治，否则出生后即有可能夭折。

完全性肺静脉异位引流的示意图见图2-6-1。

◎ 二、完全性肺静脉异位引流有哪些类型？

根据肺静脉畸形连接的部位，临床上将完全性肺静脉异位引流分为以下四种类型。

（1）完全性肺静脉异位引流（心上型）：左右肺静脉汇聚后经垂直静脉连于无名静脉引流至上腔静脉进入右心房（见图2-6-2）。

（2）完全性肺静脉异位引流（心内型）：全部肺静脉直接引流入右心房或在左心房后侧汇合成肺静脉总干引流至冠状静脉窦（见图2-6-3）。

（3）完全性肺静脉异位引流（心下型）：左右肺静脉汇聚后经下行垂直静脉向下引流到门静脉等，最后与下腔静脉相通并回流至右心房（见图2-6-4）。

（4）完全性肺静脉异位引流（混合型）：以上各个类型的混合。

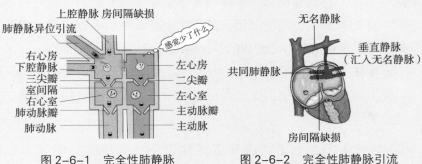

图 2-6-1　完全性肺静脉
引流示意图

图 2-6-2　完全性肺静脉引流
解剖图（心上型）

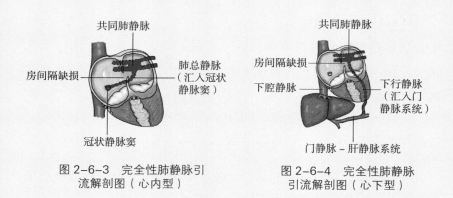

图 2-6-3　完全性肺静脉引流解剖图（心内型）

图 2-6-4　完全性肺静脉引流解剖图（心下型）

◎ 三、完全性肺静脉异位引流有哪些临床表现？

1. 症状

完全性肺静脉异位引流患者出生后即可有明显的临床症状，如呼吸急促，哭闹时有明显紫绀。儿童和成人患者则表现为幼年时经常感冒、咳嗽、发热、活动后心慌、气短、心悸或紫绀。

患者的临床症状很大程度上取决于肺静脉和右心循环的汇流情况，以及是否并存其他心脏畸形。当伴有肺静脉梗阻的时候，肺部的血液要到达左心房存在困难，左心得不到足够的血液供应全身。同时，大量血液淤滞在右心，往往导致难以纠正的心衰。这类患者早期会出现明显的肺动脉高压和呼吸急促，全身紫绀，反复呼吸道感染，症状发展快，病情严重，甚至出现呼吸衰竭、休克等，需要尽早进行手术矫治。与之对应的非梗阻型患者则症状相对较轻。

2. 体征

完全性肺静脉异位引流患者可有发绀、心脏扩大、固定性第二心音分裂等情况。

◎ 四、为了进一步明确是否患肺完全性静脉异位引流，需要做哪些检查？

（1）胸部X线检查：在胸部X线图像上，心脏明显扩大，肺动脉段突出，主动脉弓缩小，心上型者呈典型的"8字征"或"雪人征"，心下型者表现为"弯刀综合征"。

（2）心电图检查：主要表现为电轴右偏，右心房、右心室不同程度增大、肥厚，有时有不完全性右束支传导阻滞。

（3）超声心动图检查：不仅能了解心脏四个房间的大小、厚薄，更能明确完全性肺静脉异位引流的类型，可追踪异常引流的肺静脉或肺静脉总干的回流途径、部位。对判断肺静脉有无梗阻及梗阻程度有重要价值。

（4）增强CT或MRI检查：增强CT或MRI检查在完全性肺静脉异位引流的诊断中具有不可替代的价值。增强CT或MRI检查能够准确地展现肺静脉异位引流的位置、走行，更能帮助明确梗阻及其发生的部位。

（5）心导管检查和肺动脉造影：可显示异常肺静脉的走向和异常回流部位、肺静脉梗阻情况，因此对完全性肺静脉异位引流合并其他畸形者需要进行心导管检查以明确手术指征。

◎ 五、完全性肺静脉异位引流是否需要治疗？

完全性肺静脉异位引流一经确诊应尽早进行手术治疗。手术治疗就是通过外科手术方式将"迷途"的肺静脉重新接回到左心房。手术时机取决于是否存在静脉回流途中的梗阻。对于合并梗阻的完全性肺静脉异位引流，应进行急诊手术治疗。患者完全性肺静脉异位引流解剖类型不同，手术方式也不同，应结合患者情况及时进行手术评估，以免错过手术最佳时机。

◎ 六、完全性肺静脉异位引流怎么治疗呢？

完全性肺静脉异位引流开胸矫治术：在全身麻醉及体外循环下行完全性肺静脉异位引流矫治术，简单来讲就是将错误引流的肺静脉全部重新引流入左心房。完全性肺静脉异位引流开胸矫治术因其解剖分型不同，手术方式、手术效果也不尽相同。

第七节　肺动脉狭窄
——动脉狭窄，症状不同

◎ 一、肺动脉在哪儿？有什么功能？

肺动脉起自右心室，可将右心室的血液输送到双侧肺脏的大血管。从右心室发出的主干称为"主肺动脉"，主肺动脉分叉为左右两侧肺动脉，分别进入双肺。由于肺动脉连接着输送静脉血的右心室，所以，肺动脉虽然被称作"动脉"，但是它却输送着静脉血。肺动脉在肺部逐渐分散成无数细小的毛细血管并将肺泡包围，进行氧气交换并排出二氧化碳，最后这些毛细血管汇集成肺静脉，带着重新充满氧气的血液流回左心房。

◎ 二、肺动脉狭窄是怎么回事儿？

肺动脉狭窄（pulmonary stenosis, PS）是指从右心室到肺循环出现的任何部位血流不畅的常见的先天性心脏病，可造成右心室功能障碍，可单独存在或是伴发于其他心脏畸形。

◎ 三、肺动脉狭窄有哪些类型？

肺动脉狭窄包含了主肺动脉和/或肺动脉分支狭窄（pulmonary artery/branches stenosis）、肺动脉瓣和/或瓣环狭窄（pulmonary valvular/annular stenosis）、肺动脉瓣下狭窄（sub-pulmonary stenosis）。常见的狭窄类型有：肺动脉瓣狭窄、右心室漏斗部狭窄和肺动脉瓣环、肺动脉主干及其分支狭窄。

（1）肺动脉瓣狭窄：肺动脉瓣狭窄最为常见，发病率占先天性心脏病的7% ~ 10%，表现为瓣叶增厚、交界融合、膜开口呈鱼嘴状，突入肺动脉内，肺动脉主干多有狭窄后扩张（见图2-7-1）。

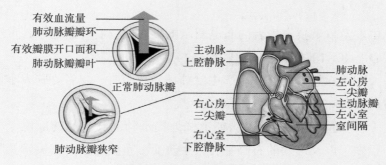

有效血流量
肺动脉瓣瓣环
有效瓣膜开口面积
肺动脉瓣瓣叶
正常肺动脉瓣
肺动脉瓣狭窄

主动脉
上腔静脉
肺动脉
左心房
二尖瓣
右心房
三尖瓣
主动脉瓣
左心室
室间隔
右心室
下腔静脉

图 2-7-1 肺动脉瓣狭窄解剖图

（2）右心室漏斗部狭窄：右心室漏斗部狭窄可分为隔膜性狭窄和管状狭窄。隔膜性狭窄由纤维肌性隔膜样组织在右心室漏斗部形成局限性狭窄环，将右心室分为两个腔，其中位于狭窄环和肺动脉瓣之间的薄壁心腔称为第三心室。管状狭窄由于右心室前壁、室上嵴隔束及壁束肌肉广泛肥厚，导致弥漫性右心室流出道狭窄，易引起缺氧发作。

（3）肺动脉主干及其分支狭窄：肺动脉主干及其分支狭窄可为单处或多处肺动脉发育不良。

◎ 四、肺动脉狭窄有哪些临床表现？

1. 症状

患者临床表现的程度及出现症状的早晚由肺动脉狭窄的程度决定。轻、中度肺动脉狭窄的患者早期可以无症状，或伴随年龄的增长或活动后出现不同程度的疲乏、胸闷、心悸等表现。肺动脉狭窄严重的患者出生后即有紫绀，且伴随动脉导管闭合而逐渐加重。重症患者表现为颈静脉怒张、气急、躁动及低氧血症，常需紧急手术。

2. 体征

胸骨左缘2～3肋间可闻及吹风样收缩期杂音，肺动脉瓣区第二心音减弱或消失，严重者可出现紫绀及右心衰竭体征。

◎ 五、为了进一步明确是否患肺动脉狭窄，需要做哪些检查？

（1）心电图检查：轻度肺动脉狭窄患者的心电图无明显异常改

变，中度及以上狭窄患者的心电图示电轴右偏、右心室肥厚，重度患者心电图示T波倒置、P波高尖。

（2）胸部X线检查：轻、中度肺动脉狭窄时，患者心脏大小可正常；重度狭窄时，患者心脏可仅轻度增大。

（3）超声心动图检查：能准确地提示肺动脉狭窄的部位、范围、程度，以及继发的右心室腔大小改变、室壁肥厚、三尖瓣及肺动脉血流的改变等，医生可据此做出准确的诊断。

（4）右心导管检查：由于超声心动图技术的发展，目前右心导管检查不作为常规检查方法，仅用于超声诊断不明确或需行心血管造影检查的病例。

◎ 六、肺动脉狭窄是否需要治疗？

轻度肺动脉狭窄者不需要手术治疗；中度及以上狭窄，有明显临床症状、心电图显示右心室肥厚、右心室与肺动脉压力阶差>45 mmHg[①]者，可出现心肌损害，应择期手术；重度狭窄者，应尽早手术。

◎ 七、肺动脉狭窄怎么治疗呢？

1. 介入治疗

经皮球囊肺动脉瓣成形术、经皮肺动脉瓣膜置入术。

2. 手术治疗

右室流出道疏通术、肺动脉瓣直视切开术以及肺动脉狭窄矫治术。

---

① 1 mmHg ≈ 0.133 kPa。

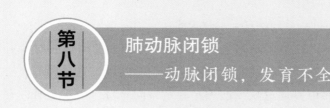

第八节 肺动脉闭锁
——动脉闭锁，发育不全

◎ 一、肺动脉闭锁是怎么回事儿？

肺动脉闭锁（pulmonary artery atresia，PAA）是一种严重而复杂的青紫型先天性心脏病，指主肺动脉、肺动脉瓣及肺动脉左、右分叉部这三者中的一处或几处发生闭锁，导致患者右心室的血液没有通过正常通道流入肺部进行氧合，维持生命靠的是动脉导管的开放和/或异常侧支血管的血流前往双肺进行有限的氧合。患者通常会出现严重缺氧、紫绀，病情危重，需要及时解决静脉血液获取氧气的问题。肺动脉闭锁较少见，发病率占先天性心脏病的1%~3%。

肺动脉闭锁的示意图见图2-8-1，肺动脉闭锁的解剖图见图2-8-2。

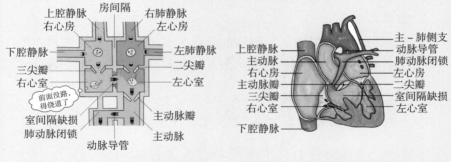

图 2-8-1　肺动脉闭锁示意图　　图 2-8-2　肺动脉闭锁解剖图

◎ 二、肺动脉闭锁有哪些类型？

按室间隔是否完整，可将肺动脉闭锁分为两类。

（1）室间隔完整的肺动脉闭锁：是指肺动脉闭锁的同时不合并室间隔缺损，是肺动脉闭锁中较为复杂的一种类型，从右心室进入肺动脉的出口被关闭了，缺乏氧气和富含二氧化碳的静脉血就无法正常进入肺部。这类肺动脉闭锁往往合并不同程度的右心室和三尖瓣发育不良，导致患者因为一侧心室发育低下而无法接受传统意义上的根治手术，只能通过一系列姑息手术改善症状，预后也相对较差。

（2）合并室间隔缺损的肺动脉闭锁：肺动脉闭锁同时合并室间隔缺损，这类患者往往右心室的发育没有问题，这是因为右心室缺氧的静脉血可以通过缺损汇入左心室流向全身。由于心脏内存在动、静脉血的混合，患者会出现紫绀，决定其预后的主要是肺动脉分支的发育状况。

◎ 三、肺动脉闭锁有哪些临床表现？

1. 症状

一般患者出生后会立即出现明显紫绀、喂养停顿、多汗和呼吸急促等症状，安静时较轻，进食或者哭闹时加重，吸氧可在一定程度上缓解紫绀等症状。患者出生后一旦发生动脉导管闭合，紫绀等症状将进行性加重，出现严重缺氧甚至死亡。患者发育差，活动受限，部分患者有晕厥史。患者的面颊、口唇、肢端可呈紫绀，出现吸气性三凹征，四肢末梢灌注不良。

2. 体征

肺动脉闭锁合并室间隔缺损的患者大多在胸骨左缘可闻及收缩期杂音，室间隔完整的患者偶可闻及三尖瓣反流的收缩期杂音，或无明显杂音。

◎ 四、为了进一步明确是否患肺动脉闭锁，
需要做哪些检查？

（1）心电图检查：患者出生后P波及PR间期多正常，一般在数周内因右心房迅速扩大而出现高大的P波，偶见左心房扩大的表现。

（2）胸部X线检查：心脏大小不一，多数正常，极少数合并严重三尖瓣关闭不全，心影接近正常或减小，肺血减少。

（3）超声心动图检查：患者无右心室与肺部血管的直接连接，肺动脉发育变异较大，不合并室间隔缺损时往往存在右心室发育不良，冠状动脉畸形；合并室间隔缺损时一般可见主动脉骑跨于室间隔上。

（4）增强CT或MRI检查：增强CT或者MRI检查对于肺动脉闭锁患者是非常重要的检查，可以进一步明确肺动脉闭锁患者肺动脉主干、分支及远端肺部血管的发育状况，对于医生判断能否手术、手术方式和手术时机具有重要价值。

（5）心导管检查及心血管造影检查：对于肺动脉闭锁患者同样是极其重要的辅助检查。心血管造影不仅可以提供类似增强CT可见的血管发育信息，还能对不同来源侧支血管的血流状况进行分析，必要时甚至可以在术前或者术后进行介入治疗。

◎ 五、肺动脉闭锁是否需要治疗？

肺动脉闭锁是一种高致死率的先天性心脏病，其自然转归差，因此一旦明确诊断，应及时手术。

◎ 六、肺动脉闭锁怎么治疗呢？

肺动脉闭锁的治疗是建立在准确诊断基础上的复杂决策和处理过程，要根据患者出生后的情况，例如肺动脉主干和远端发育情况、动脉导管和侧支血管的开闭以及是否合并右心室发育不良等多个因素综合判断，采取分次手术或者是单次手术的方式以解决患者缺氧问题。手术方式包括分流手术（指人为建立动脉血到静脉血的通道，可缓解缺氧症状，促进肺的血管发育）和根治手术。如患者存在右心室发育不良或严重的冠状动脉畸形，则无法接受根治手术，仅能按照单心室畸形的治疗原则进行姑息处理。

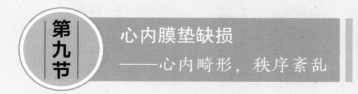

第九节　心内膜垫缺损
——心内畸形，秩序紊乱

◎ 一、心内膜垫在哪儿？有什么功能？

心脏发育早期，在连接心房和心室的部位会形成一个心内膜突起，就叫作心内膜垫，未来这将是两个心房、心室及房室瓣膜的交汇处。心内膜垫参与房间隔、室间隔以及房室瓣的形成，主要由结缔组织构成，其本身具有一定的弹性，可对心脏起保护作用，是心脏内框架的主要支撑，维持着心脏内血流的正常"交通秩序"。

如果把正常的心脏结构比作一个"田"字，那中间的"十"字即是心内膜垫。心内膜垫出现异常，就像是心脏几个房间之间的"十"字梁柱出了问题，会影响心脏房屋内的建设结构，甚至影响到左、右两边的大门（二尖瓣、三尖瓣）的门框（瓣环）结构，出现功能障碍，最后导致大门无法完全关闭（瓣膜出现反流）。

◎ 二、心内膜垫缺损是怎么回事儿？

心内膜垫缺损（endocardial cushion defect，ECD）又称房室间隔缺损或房室通道缺损，是由于胚胎早期心内膜垫不同程度的发育不良，造成房室间隔存在缺损和房室瓣异常的一组畸形，约占先天性心脏病总数的7%。简单来讲，心内膜垫缺损就是由于胎儿期心脏内的"十"字交叉部位没有发育好，出现部分缺损或消失，而心内膜垫一旦出现缺损或消失，就会打乱心脏内血流的正常"交通秩序"，引起血流秩序混乱，最终造成心脏负荷过重，患者出现心功能不全甚至心力衰竭而死亡。

心内膜垫缺损的示意图见图2-9-1，心内膜垫缺损的解剖图见图2-9-2。

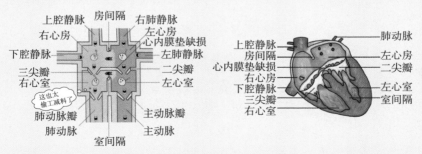

图 2-9-1　心内膜垫缺损示意图　　图 2-9-2　心内膜垫缺损解剖图

◎ 三、心内膜垫缺损有哪些类型？

根据房室间隔组织的发育程度和房室瓣畸形的不同，心内膜垫缺损可分以下三类。

（1）部分型：是指"十"字交叉部位上方的房间隔缺损和二尖瓣瓣裂所致的不同程度的瓣膜反流（见图2-9-3）。

（2）过渡型：是指"十"字交叉部位上、下方的房间隔缺损和室间隔缺损，而左、右方的二尖瓣和三尖瓣未形成共同房室瓣（见图2-9-4）。

（3）完全型：是指"十"字交叉部位完全消失，包括房间隔缺损、室间隔缺损、共同房室瓣或严重房室瓣畸形（见图2-9-5）。

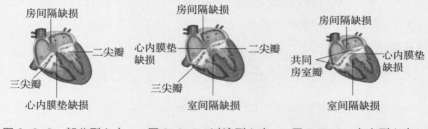

图 2-9-3 部分型心内膜垫缺损解剖图　　图 2-9-4 过渡型心内膜垫缺损解剖图　　图 2-9-5 完全型心内膜垫缺损解剖图

◎ 四、心内膜垫缺损有哪些临床表现？

（1）部分型：部分型心内膜垫缺损如果房室间隔缺损较小，且没有合并二尖瓣重度反流，患者一般无明显症状，仅在体格检查时发现心脏杂音。如果房室间隔缺损较大、二尖瓣反流较重，随着出生后肺血管阻力的下降，患者可能会出现多汗、呼吸困难、喂养困难、反复上呼吸道感染、生长发育迟缓、活动耐力下降等表现，随着病情加重甚至会出现充血性心力衰竭等严重表现。

（2）过渡型：过渡型心内膜垫缺损的临床症状往往介于部分型与完全型之间。

（3）完全型：完全型心内膜垫缺损时如果房室间隔缺损较小，患者可能无明显症状。如果房室间隔缺损较大、房室瓣膜反流较重，患者出生后早期即有典型的充血性心力衰竭症状，如呼吸困难、多汗、乏力、吃奶费力、生长发育停滞、反复上呼吸道感染等。患者常在体格检查时发现存在心前区搏动增强、心动过速、肝大。如果房室瓣反流明显，听诊时会听到响亮的收缩期杂音。

◎ 五、为了进一步明确是否患心内膜垫缺损，需要做哪些检查？

（1）心电图检查：心电图示双室肥厚、PR间期延长、电轴左偏。

（2）胸部X线检查：胸部X线片显示双室增大和肺充血。

（3）超声心动图检查：超声心动图不但可以明确房室瓣的反流程度，还可以明确房室间隔缺损的形态和类型。

（4）心导管检查或右心造影检查：对于一些合并其他畸形的患者还需要进行心导管和心血管造影检查，以明确肺动脉高压程度及其他病变。

◎ 六、心内膜垫缺损是否需要治疗？

部分型心内膜垫缺损的治疗时机和房间隔缺损类似，在没有合并大量二尖瓣反流的情况下一般在患者学龄前进行手术。如合并大量二尖瓣反流，患者出现心功能不全的表现，则需尽早治疗。完全型心内膜垫缺损会导致心房和心室两个水平的心内分流，加上房室瓣的反流，会加重患者的心脏负担，同时肺动脉的充血和肺静脉的淤血，会进一步形成严重的肺动脉高压，因此患者经常发生呼吸道感染。患者一般应于半岁左右完成手术治疗。

◎ 七、心内膜垫缺损怎么治疗呢？

手术是心内膜垫缺损确切、有效的治疗方案，完全性心内膜垫缺损患者手术的最佳年龄为出生后3~6个月，部分病情较重的患者可能需要更早做手术。过渡型和部分型心内膜垫缺损患者手术年龄一般稍晚。针对不同类型的心内膜垫缺损，可采取不同的手术方案，总的原则是通过手术修复所有的缺损，并且恢复受累瓣膜的关闭能力。

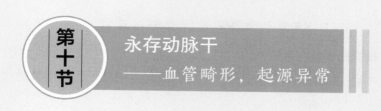

第十节 永存动脉干
——血管畸形，起源异常

◎ 一、永存动脉干在哪儿？有什么功能？

永存动脉干（persistent truncus arteriosus，PTA）是指左、右心室均向一根共同的动脉干（粗大的动脉大血管）射血，此单根的动脉来自心脏，肺动脉则以不同的方式从其上发出，体循环和肺循环的血供均直接来自动脉干。

◎ 二、永存动脉干是怎么回事儿？

当胎儿的心脏和血管发育时，起初只有一根大血管离开心脏，称为动脉干。正常情况下，动脉干将在某一发育阶段分为两条血管，即肺动脉和主动脉。永存动脉干则是在胚胎发育的过程中，原始的动脉干并没有分成主动脉和肺动脉，只有一条大血管离开心脏。永存动脉干的患者通常存在室间隔缺损，使右心室和左心室的血液都能泵入动脉干，让来自心脏右侧的不富含氧气的静脉血液和来自心脏左侧的富含氧气的动脉血液共同进入动脉干。

永存动脉干的示意图见图2-10-1，永存动脉干的解剖图见图2-10-2。

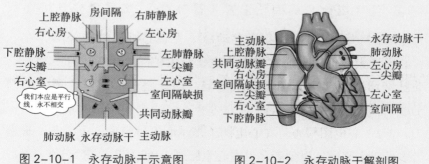

图 2-10-1　永存动脉干示意图　　　图 2-10-2　永存动脉干解剖图

◎ 三、永存动脉干有哪些类型？

根据肺动脉起源位置的不同，永存动脉干可分为以下四种类型。

（1）Ⅰ型：肺动脉干与升主动脉都起自动脉干，再由肺动脉干分为左、右肺动脉。

（2）Ⅱ型：左、右肺动脉起源于动脉干的后面。

（3）Ⅲ型：左、右肺动脉起源于动脉干的侧面。

（4）Ⅳ型：无肺动脉与动脉导管，肺脏血液来自降主动脉的支气管动脉。

◎ 四、永存动脉干有哪些临床表现？

1. 症状

永存动脉干患者常在出生后数周出现临床症状，婴儿出生后前期因肺动脉阻力高、肺血流量少而临床症状不明显，随着肺动脉阻力降低逐渐可出现心力衰竭和肺部感染症状。肺血流量增多的患者常出现呼吸困难、心动过速和心力衰竭。肺血流量减少的患者则常出现紫绀症状，同时伴红细胞增多和杵状指（趾）。

2. 体征

患者一般情况较差，生长发育缓慢，心脏增大，在肺动脉瓣区可闻及单一的第二心音，胸骨左缘第3、4肋间有响亮、粗糙的收缩期杂音和震颤。伴有瓣膜关闭不全者侧心尖区有舒张早期或中期杂音，动脉干瓣膜关闭不全者常可触及水冲脉。

◎ 五、为了进一步明确是否患永存动脉干，需要做哪些检查？

（1）胸部X线检查：永存动脉干患者心脏呈特殊外形，左、右心室增大，但以右心室增大为主，心尖稍向上翘起，升主动脉、动脉结增宽且突出，肺动脉段凹陷，因此整个心影呈"蹲坐的鸭子形"。

（2）心电图检查：在心电图上多示心电轴右偏，Ⅰ、Ⅱ、Ⅲ型者多见双室肥厚，Ⅳ型者多见右心室肥厚，P波高尖、宽大。

（3）超声心动图检查：当永存动脉干患者进行超声心动图检查

时，会发现只能显示出一根大的动脉根部、室间隔与主动脉前壁之间无连续性、肺动脉瓣回声波缺如。

（4）心导管检查：行右心导管检查时，右心室流出道血氧饱和度升高，右心室压力等于周围动脉压，动脉血氧饱和度降低。

◎ 六、永存动脉干是否需要治疗？

永存动脉干是严重的致命性心血管畸形之一，如不及时治疗，约有75%的患者在1岁内死亡。患者在1岁内甚至新生儿时即应接受根治手术，以防发生不可逆的肺动脉阻塞性病变。伴有严重心力衰竭的患者可经内科治疗后再进行手术，若内科治疗无效，严重心力衰竭的患者也应进行手术治疗。

◎ 七、永存动脉干怎么治疗呢？

通常在婴儿2个月月龄前手术。术前使用药物治疗，使婴儿状况稳定，提高手术成功概率。手术包括放置补片修复室间隔缺损，以便将所有血液从左心室引导流向动脉干。然后，医生将肺动脉与动脉干分开，并使用人工血管将肺动脉连接到右心室。进行此修复后，动静脉血液得以分离，原先的动脉干被用作主动脉。

在婴儿早期放置的人工血管，随着儿童成长，导管尺寸变得不足，需要额外的手术来扩大导管。所以，罹患永存动脉干的患者需要接受多次手术治疗。

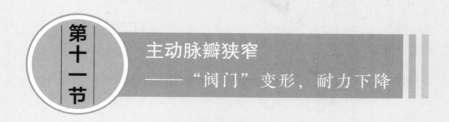

第十一节　主动脉瓣狭窄
——"阀门"变形，耐力下降

◎ 一、主动脉瓣在哪儿？有什么功能？

主动脉瓣位于左心室和主动脉之间，正常的主动脉瓣有三个瓣叶，可防止射入主动脉的血流反流回左心室。如果把心脏比作一台水泵的话，主动脉就是连接水泵的水管，而主动脉瓣就是水泵与水管之间的单向"阀门"，可以防止泵进水管的水再反流回水泵。正常主动脉瓣周围结构解剖图见图2-11-1。

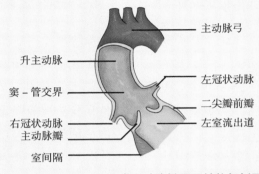

图 2-11-1　正常主动脉瓣周围结构解剖图

◎ 二、主动脉瓣狭窄是怎么回事儿？

主动脉瓣狭窄（aortic stenosis，AS）是胚胎发育过程中主动脉瓣形成异常，主要表现为主动脉瓣膜粘连、融合、瓣叶增厚，从而形成主动脉瓣狭窄，最终导致左心室流出道梗阻。简单地说，就像水泵与水管之间的"阀门"变形了，使水流出的道路变得狭窄，阻碍了水（心脏的血液）的畅通流出。主动脉瓣狭窄的解剖图见图2-11-2。

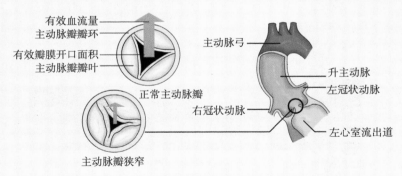

图 2-11-2　主动脉瓣狭窄解剖图

◎ 三、主动脉瓣狭窄有哪些类型？

主动脉瓣狭窄按其解剖位置可分为瓣膜狭窄、瓣上狭窄和瓣下狭窄，其中以瓣膜狭窄最为多见。根据瓣叶形态又可分为单叶、二叶、三叶和四叶畸形，其中以主动脉瓣二叶式畸形最多见。

主动脉瓣瓣上狭窄的示意图见图2-11-3，主动脉瓣瓣上狭窄分型解剖图见图2-11-4，主动脉瓣瓣下狭窄的示意图见图2-11-5，主动脉瓣瓣下狭窄的解剖图见图2-11-6。

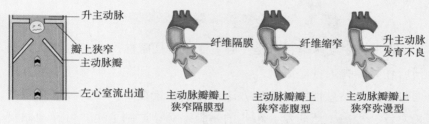

图 2-11-3 主动脉瓣瓣上狭窄示意图

图 2-11-4 主动脉瓣瓣上狭窄分型解剖图

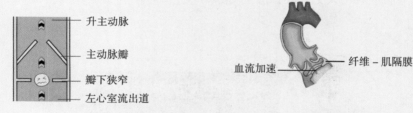

图 2-11-5 主动脉瓣瓣下狭窄示意图 图 2-11-6 主动脉瓣瓣下狭窄解剖图

◎ 四、主动脉瓣狭窄有哪些临床表现？

主动脉瓣狭窄的临床表现轻重不一，主要与患者年龄、主动脉瓣膜狭窄程度、心功能受损程度等因素有关。轻度狭窄患者可能无明显不适，多以心脏杂音为主；中、重度狭窄患者可出现乏力、胸痛、运动耐力降低、晕厥、心力衰竭等症状，甚至发生猝死。

◎ 五、为了进一步明确是否患主动脉瓣狭窄，需要做哪些检查？

除了心电图、胸部X线检查之外，超声心动图检查是最重要的检查手段，因为它不但能够最直接地了解病变瓣膜的结构情况，还能够最准确地反映出病变瓣膜狭窄及反流的程度。

◎ 六、主动脉瓣狭窄是否需要治疗？

先天性主动脉瓣狭窄无论是在胚胎发育时还是患者出生后均为进展性疾病，随着年龄及病情的进展，可逐渐引起左心室肥厚和心功能不全，而患者一旦出现症状，往往提示预后不佳。所以，早发现、早诊断、早治疗是治疗主动脉瓣狭窄的关键。

◎ 七、主动脉瓣狭窄怎么治疗呢？

先天性主动脉瓣狭窄是左心室流出道梗阻性疾病，也被认为是预后较差的先天性心脏病之一，是一个终生问题。所有的手术方式均可认为是姑息性手术治疗方法，目的在于缓解狭窄、促进患者生长发育、提高生活质量。小儿的瓣膜疾病，原则上是尽可能地做整形修复，只有当瓣膜损坏到确实无法修复时才考虑使用自身肺动脉瓣膜或者用人工瓣膜替换主动脉瓣。

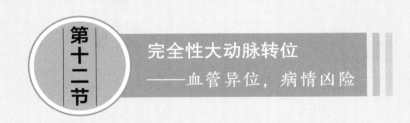

第十二节　完全性大动脉转位
——血管异位，病情凶险

◎ 一、大动脉指的是什么？有什么功能？

大动脉主要指从心脏发出的主动脉和肺动脉，是人体内最粗大的动脉管道，也是人体进行血液输送、回收的主要导管通路。

正常人的心脏有左、右两个心房和左、右两个心室，从两个心室各发出一个大动脉，主动脉从左心室发出，负责供应全身各个器官的血液和氧气。肺动脉从右心室发出，可以将使用过的血（低氧血）输送到肺部进行气体交换。

◎ 二、完全性大动脉转位是怎么回事儿？

完全性大动脉转位（complete transposition of the great arteries，

CTGA）指主动脉和肺动脉的位置发生了调换，原本应该从右心室发出的肺动脉连接到左心室，而该从左心室发出的主动脉连接在右心室。这样的错误导致缺氧血液回到心脏后没有得到氧气的补充就再次进入了身体，而富含氧气的血液始终在肺和心脏之间"打转"，不进入体循环，成为无效循环。

缺乏氧气，人不能存活。但是，患有这种心脏缺陷的婴儿可能会在出生后短暂存活，因为卵圆孔、房间隔缺损、动脉导管或室间隔缺损在出生时仍开放。这些开口使富氧血液与缺氧血液有机会混合在一起，能够给身体提供一定的氧气，使婴儿存活。一旦这些通道太小或者闭合，婴儿将死亡。

如上所述，大动脉转位可能合并其他的心脏结构异常，例如房间隔缺损、室间隔缺损、肺动脉狭窄、动脉导管未闭等。

完全性大动脉转位的示意图见图2-12-1，完全性大动脉转位的解剖图见图2-12-2。

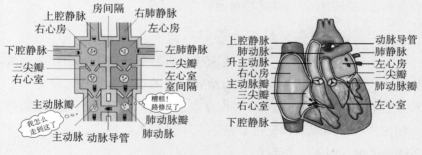

图 2-12-1　完全性大动脉转位示意图

图 2-12-2　完全性大动脉转位解剖图

◎ 三、完全性大动脉转位有哪些临床表现？

一般情况下，患者出生后即有明显紫绀、呼吸困难等缺氧症状，需要立即进行治疗，否则难以存活。

少数患者可能会合并室间隔缺损或房间隔缺损，这些缺损可以使富氧血和缺氧血混合，让患者短暂存活或稍微耐受缺氧情况。

◎ 四、为了进一步明确是否患完全性大动脉转位，需要做哪些检查？

（1）超声心动图检查：超声心动图检查可以明确心脏大血管结构，对心脏房室和大动脉的相对位置、心室功能进行评估。

（2）胸部X线检查：在胸部X线图像上，可以观察到肺部情况和心脏的形状、大小，有助于医生对肺循环血流情况进行大致的判断。

（3）心电图检查：心电图示右心室肥厚，提示心室增大，也可协助发现可能存在的心律失常。

（4）增强CT检查：增强CT可以比超声更准确、直观地显示心脏和大血管的解剖结构和位置关系，还可以对多期手术前胸内粘连情况进行评价。

（5）MRI检查：MRI检查可以评估心脏收缩及舒张功能、显示瓣膜反流程度、测算肺血管阻力等。

（6）心导管检查：必要时可行心导管检查，该检查可用于扩大心房通道，提供详细的肺循环血液动力学信息。

◎ 五、完全性大动脉转位是否需要治疗？

完全性大动脉转位一旦明确诊断，应及早评估手术治疗时机及策略，产前未能诊断的完全性大动脉转位的新生儿往往需要急诊手术。手术通常在患者出生后1~2周完成，也可以在评估后先采取措施（例如扩大房间隔缺损促进血液混合）维持患者的生命，直到身体条件允许再进行下一步手术。

◎ 六、完全性大动脉转位怎么治疗呢？

室间隔完整的完全性大动脉转位患者一般在出生后1周左右进行动脉调转术，将主动脉和肺动脉调换回正常位置。在此之前，为给新生儿下一步手术争取时间，可能需要在患者刚出生后即以介入手术的方式进行房间隔造口术，让左、右心的血液能够混合，改善缺氧状况。

合并室间隔缺损的完全性大动脉转位患者可能出生后症状稍轻，但仍需要全面评估手术时机，在婴幼儿期进行手术治疗。

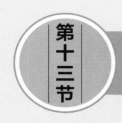

Ebstein 畸形
——瓣膜移位，病情隐匿

◎ 一、Ebstein 畸形是怎么回事儿？

正常情况下，心脏的二尖瓣和三尖瓣，几乎是在同一个平面将心房与心室隔开。Ebstein（埃布斯坦）畸形（Ebstein's anomaly，EA）也称三尖瓣下移畸形，是指部分或整个三尖瓣瓣叶没有附着于三尖瓣瓣环的正常位置，而是呈螺旋形向下移位，异常附着于右心室壁的一种先天性心脏病。

Ebstein畸形是少见的先天性心脏畸形，为心内膜垫发育异常所致。三尖瓣附着于比正常位置更靠近心尖的右心室壁上，导致部分右心室成为右心房的一部分，使实际的右心室变小，影响血流从右心房充盈至实际的右心室，也就是功能性右心室，功能性右心室比正常的右心室小。简单来讲，右心房和右心室靠三尖瓣这扇"门"来分界，但由于"门框"（瓣环）的安装位置畸形，部分朝右心室方向偏移，右心房就借此机会侵占了右心室的一部分空间。同时由于"门框"的畸形和瓣膜的发育异常，常存在不同程度的三尖瓣反流，还可能合并房间隔缺损等其他心脏结构畸形。Ebstein畸形占先天性心脏病的 0.5%～1.0%，男女发病率基本相同，家族遗传极为少见。本病和预激综合征的发生有重要关系，可引起阵发性心动过速、房室传导阻滞、心房颤动等，甚至可引起猝死。

Ebstein畸形的示意图见图2-13-1，Ebstein畸形的解剖图见图2-13-2。

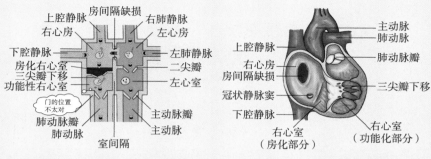

图 2-13-1　Ebstein 畸形示意图　　　图 2-13-2　Ebstein 畸形解剖图

◎ 二、Ebstein 畸形有哪些临床表现？

大多Ebstein畸形患者病情隐匿，部分在儿童期或成年后才出现症状。患者最初多表现为心悸或活动后心累、气紧，症状可逐渐加重。少数严重的患者，在新生儿期即出现呼吸急促、紫绀、心律失常、右心衰竭等症状。

◎ 三、为了进一步明确是否患 Ebstein 畸形，需要做哪些检查？

（1）超声心动图检查：超声心动图检查可以明确心脏大血管结构，显示三尖瓣下移的程度、瓣叶发育的情况、房化右心室和功能性右心室的大小、三尖瓣关闭不全的程度以及合并的其他畸形，并能评价心室功能。

（2）胸部X线检查：在胸部X线图像上，Ebstein畸形患者肺血流量正常或减少，心影增大。

（3）心电图检查：Ebstein畸形患者常存在右束支传导阻滞和右心房肥厚，约5％的患者有 B 型预激综合征的心电图表现。

（4）增强CT检查：增强CT可以比超声更准确、直观地显示心脏和大血管的解剖结构及位置关系，还可以对多期手术前胸内粘连情况进行评价。

（5）MRI检查：MRI检查主要用于评估Ebstein畸形患者的右心功能，对于其病情严重程度和预后的判断有很大帮助。

（6）电生理检查：合并预激综合征的患者，外科手术前需要做电生理检查，必要时进行消融治疗。

（7）心导管检查：心导管检查可以显示右心房、房化右心室、右心室及下移的三尖瓣附着部等心内结构，并能测得不同部位的压力波形。

◎ 四、Ebstein 畸形是否需要治疗？

Ebstein畸形需要内、外科干预，明确诊断后应全面评估治疗策略。由于病情隐匿，不少患者在确诊时已经错过最佳手术时机，甚至因为一般情况较差无法进行手术治疗。

◎ 五、Ebstein 畸形怎么治疗呢？

对于三尖瓣反流较重、心脏明显扩张的Ebstein畸形患者，即使尚无症状也应进行手术治疗，需要注意的是，合并预激综合征等心律失常的患者应在外科手术前先行电生理检查，必要时进行消融治疗。主要手术方式如下。

1. 三尖瓣成形术

三尖瓣前叶和右心室发育尚可的患者可行三尖瓣成形术。目前最理想的手术方式是Cone手术（锥形成形手术），手术充分利用仅有的瓣膜组织，重新构建锥筒状的瓣膜结构，并将瓣膜附着位置移至正常瓣环，以达到修复目的。手术一般需同期折叠房化右心室。

2. 三尖瓣置换术

部分瓣叶组织发育较差的患者，或确诊时瓣膜已经因为长期反流发生继发改变、瓣膜组织纤维化而变硬的患者，成形手术效果较差，只能进行三尖瓣置换术。

3. "一个半"心室或单心室矫治

右心室功能较差的患者，可进行Glenn术+三尖瓣成形术（"一个半"心室）或Fontan术（单心室）矫治。

知 识 拓 展

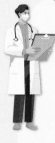

预激综合征（pre-excitation syndrome）又叫WPW综合征（Wolf-Parkinson-White，WPW），是指在正常的房室传导系统之外存在附加连接组织（房室旁路），使部分或全部心室或心房肌在正常房室传导系统顺传或逆传的激动传抵心室或心房之前，提早出现了心电激动，是一种房室间传导异常的现象。WPW综合征在器质性心脏病中最常见的是 Ebstein 畸形，Ebstein 畸形患者 WPW综合征发生率为 5%~25%，而且都是右侧房室旁路（WPW综合征 B 型）。室间隔缺损、大动脉转位以及二尖瓣脱垂等患者，患预激综合征的概率也比普通人群高。

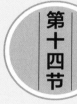

第十四节 主动脉缩窄
——道路狭窄，路途艰难

◎ 一、主动脉在哪儿？有什么功能？

主动脉是人体内最粗大的动脉血管，从心脏的左心室发出，向右上再向左下呈弓状，再沿脊柱下行，在胸腔和腹腔内分出很多小动脉。主动脉是将血液从心脏输送到身体其他部位的主要血管，能够将从左心室射出来的血液流速调整得相对平稳；当左心室收缩射出血液时，主动脉能扩张并容纳这些血液，然后借着它的弹性把压力传向较小的分支。

主动脉从心脏的左心室出发，向上向右的部分叫升主动脉，向左下走行之前的弓状部分叫主动脉弓，再向下走行的部分叫降主动脉，降主动脉的上段叫胸主动脉，下段叫腹主动脉。

◎ 二、主动脉缩窄是怎么回事儿？

主动脉缩窄（coarctation of aorta，CoA）是指连接心脏的大动脉即主动脉异常狭窄，是一种出生缺陷，患有此缺陷的患儿部分主动脉比正常情况狭窄。狭窄的主动脉将阻碍血液流向身体下半部分，因此心脏需要更努力地做功才能将血液泵出，这种情况下心脏额外做的"工作"会增加狭窄近端主动脉及其分支的血压。久而久之，心脏需要付出的努力越来越大，心肌逐渐肥厚、劳损，最终导致心力衰竭。心力衰竭起初，许多患者都不会表现出明显症状，随着病情进展，几天到几个月，患者就会表现出呼吸困难、虚弱气短、疲劳、下肢水肿等症状。更为多见的是患儿在出生后由于主动脉存在明显的狭窄，导致身体下半部分供血不足而出现相应的症状。

主动脉缩窄的示意图见图2-14-1，主动脉缩窄的解剖图见图2-14-2。

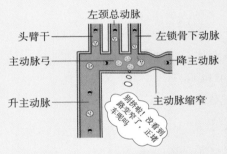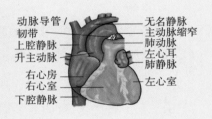

图 2-14-1 主动脉缩窄示意图　　图 2-14-2 主动脉缩窄解剖图

◎ 三、主动脉缩窄有哪些类型？

主动脉缩窄根据狭窄的部位不同分导管前型和导管后型两类。

（1）导管前型：患者动脉导管呈开放状态，缩窄范围较广泛，常合并其他心内畸形，此型症状多见于新生儿或婴幼儿。

（2）导管后型：患者动脉导管大都闭合，缩窄范围较局限，很少合并其他心内畸形，此型症状多见于大龄儿童或成人。

◎ 四、主动脉缩窄有哪些临床表现？

1. 症状

主动脉缩窄患者出现哪些症状与年龄及是否合并其他心内畸形有

关。婴幼儿合并心内畸形，大多表现为充血性心力衰竭症状，患者多烦躁、多汗、喂养困难及发育迟缓。有些患者下肢皮肤略呈暗紫色。如果主动脉缩窄程度较轻，且未合并心内畸形，患者多无症状或仅少数主诉头痛、鼻出血，易感下肢疲劳、发冷，出现间歇性跛行。

知识拓展

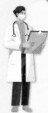

间歇性跛行即患者从开始走路，或走了一段路程后，出现单侧或双侧腰酸腿痛、下肢麻木无力，以至跛行，但蹲下或坐下休息片刻后，症状可以很快缓解或消失，仍可继续行走，再走一段时间，上述过程和状态再度出现。

2. 体征

大多患者在体检时发现上肢血压高于下肢，股动脉搏动减弱或消失。心脏听诊可听见奔马律及收缩期杂音。胸部X线检查可见特征性的"肋骨切迹"和"倒3字"征象。

◎ 五、为了进一步明确是否患主动脉缩窄，需要做哪些检查？

（1）心电图检查：结果示左心室不同程度的肥厚及劳损。

（2）超声心动图检查：结果常示主动脉弓降部缩窄征象。

（3）心导管检查和心血管造影检查：不仅可了解缩窄部位的压力阶差，还可准确知道狭窄的部位、范围、程度、与周围血管的关系和侧支血管的分布，并可了解心内伴发畸形。

（4）多层螺旋CT（MDCT）和MRI检查：可充分地评估主动脉的发育情况，能对缩窄部位、长度、侧支形成做出全面的判断。

◎ 六、主动脉缩窄是否需要治疗？

手术治疗是彻底解除主动脉缩窄的方法。对于新生儿期患者，如果内科治疗无效且有明显症状，应考虑手术治疗。对于无症状的患者，如果上肢血压较正常平均值高出两个标准差、影像学资料提示主动脉直径狭窄超过50%，应考虑手术治疗。

◎ 七、主动脉缩窄怎么治疗呢？

主动脉缩窄常见的手术方式如下。

1. 缩窄段切除，端端吻合术

适用于绝大部分缩窄段较局限的患者，手术切口经侧胸还是正中取决于是否合并其他心内畸形。

2. 人造血管置换术和人工管道旁路移植术

较少使用，一般只用于难以进行介入治疗的成人患者或大龄儿童患者。

3. 补片扩大成形术

较少应用。

4. 左锁骨下动脉瓣翻转术

适用于1岁以内的患者或伴有轻度主动脉弓发育不良的患者，较少应用。

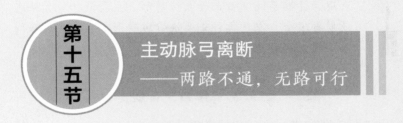

第十五节 主动脉弓离断
——两路不通，无路可行

◎ 一、主动脉弓离断是怎么会事儿？

主动脉弓离断（interruption of aortic arch，IAA）是指升主动脉与降主动脉之间没有连接，缺失了主动脉弓这个桥梁。这是一种罕见的先天性心血管畸形，发病率约占所有先天性心脏病的1.5%，通常合并室间隔缺损、动脉导管未闭，称为"先天三联"，部分主动脉弓离断与拇指畸形并存成为Holt-Oram综合征。该病也可以合并其他的心脏畸形。主动脉弓离断是一种动脉导管依赖型心脏畸形，一旦动脉导管关闭，患者可能在短时间内死亡。患者在出生后2周内的病死率极高，约75%的患者在出生后1个月内死亡，90%的患者在出生后1年内死亡。

主动脉弓离断的示意图见图2-15-1，正常主动脉弓的解剖图见图2-15-2。

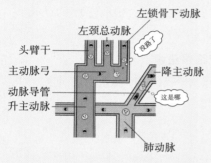

图 2-15-1　主动脉弓离断示意图

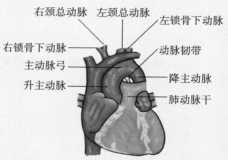

图 2-15-2　正常主动脉弓解剖图

知 识 拓 展

　　Holt-Oram综合征是一种常染色体显性遗传病，表现为骨骼系统及心血管系统畸形，主要包括桡骨缺失或发育不全，以及各种先天性心脏畸形如继发孔型房间隔缺损、室间隔缺损。

◎ 二、主动脉弓离断有哪些类型？

根据离断的位置，主动脉弓离断可以分为以下三种类型。

（1）A型：离断位于左锁骨下动脉远端（见图2-15-3）。

（2）B型：离断位于左颈总动脉和左锁骨下动脉之间（见图2-15-4）。

（3）C型：离断位于无名动脉和左颈总动脉之间（见图2-15-5）。

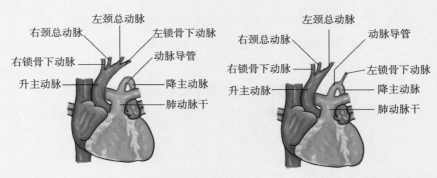

图 2-15-3　A 型主动脉弓离断解剖图　　图 2-15-4　B 型主动脉弓离断解剖图

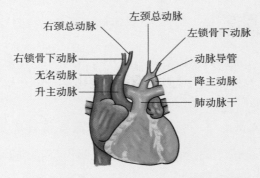

图 2-15-5　C 型主动脉弓离断解剖图

在上述的三种类型中，B型最为常见，其次是A型，C型最为少见。

◎ 三、主动脉弓离断有哪些临床表现？

由于主动脉弓的不延续，患者身体下半部分的血流完全依靠动脉导管供血，在出生后动脉导管趋于关闭，大部分患者在出生后2周内即可表现出明显症状，如气促、喂养困难、嗜睡等，还会出现紫绀（以下半身出现紫绀为主）。根据主动脉弓离断的类型，患者上、下肢动脉搏动强弱有区别，可减弱或消失。另外，正常人下肢血压高于上肢血压，但该类患者上、下肢血压可以没有差别或下肢血压较低。

◎ 四、为了进一步明确是否患主动脉弓离断，需要做哪些检查？

（1）胸部X线检查：显示患者心脏扩大，有充血性心力衰竭者尤为明显；肺动脉段突出可呈瘤样扩张；主动脉结显示不清。

（2）心电图检查：常显示右心室肥厚，或者左、右心室均肥厚。

（3）超声心动图检查：是诊断主动脉弓离断的金标准，通过超声心动图可确定动脉中断的位置，并能显示心内结构异常。最突出的影像表现是大血管不成比例。

（4）MDCT及MRI检查：这两种检查也可以为主动脉弓离断提供良好的影像学诊断依据。

知识拓展

主动脉结就是主动脉弓由右转向左处突出于胸骨左缘的地方，它平对左胸第二肋软骨。

◎ 五、主动脉弓离断是否需要治疗？

主动脉弓离断需及时治疗，且外科手术是治疗主动脉弓离断的唯一方法。

◎ 六、主动脉弓离断怎么治疗呢？

当患者诊断为主动脉弓离断时，应尽快接受外科手术治疗。手术治疗的目的是恢复升主动脉与降主动脉的连续性，纠正合并的心内畸形。

第十六节　先天性二尖瓣狭窄
——阀门狭窄，开闭受限

◎ 一、二尖瓣在哪儿？有什么功能？

二尖瓣是左心房与左心室之间的"单向阀门"，左心房的血液可以通过该"单向阀门"流入左心室，在左心室收缩时，该"单向阀门"呈关闭状态，保证血液不反流入左心房。

◎ 二、先天性二尖瓣狭窄是怎么回事儿？

先天性二尖瓣狭窄（congenital mitral stenosis，CMS）是指胚胎在发育过程中，二尖瓣发育异常，瓣叶增厚、固定，二尖瓣口由于交界部融合变得狭窄，腱索变短、变厚、粘连，导致二尖瓣这个"单向阀门"的开闭功能受影响的一种疾病，其病因尚不明确。先天性二尖瓣狭窄的解剖图见图2-16-1。

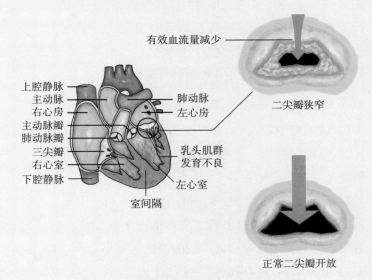

图2-16-1 先天性二尖瓣狭窄解剖图

◎ 三、先天性二尖瓣狭窄有哪些类型？

先天性二尖瓣狭窄包括二尖瓣瓣叶、腱索间距、乳头肌和瓣环的发育畸形，常合并其他先天性血管畸形。按Carpentier分类主要有四种类型。

（1）交界融合型：瓣膜交界处先天性融合，导致瓣口狭窄，瓣叶本身正常。

（2）吊床型：瓣膜改变主要为大小瓣融合，遗有一个小孔，瓣下腱索和乳头肌融合成一片，腱索缩短，乳头肌肥厚，前后乳头肌融合成"拱桥"，因此，除瓣膜狭窄外，瓣下也有阻塞。

（3）降落伞型：瓣膜本身病变不重，阻塞主要在瓣下，腱索相互融合，附着在单一乳头肌上，融合的腱索形成筛孔状膜片，形成狭窄。

（4）漏斗型：瓣膜交界处相互融合形成一小孔，腱索融合成膜片状，分别附着在前后乳头肌上，形成漏斗状狭窄。

◎ 四、先天性二尖瓣狭窄有哪些临床表现？

先天性二尖瓣狭窄的临床症状与体征取决于狭窄的程度，严重者在出生后即可出现，主要表现为呼吸急促、呼吸困难、紫绀、反复呼吸道感染、生长发育迟缓、晕厥及心力衰竭等。可在心尖区听到舒张期心脏杂音，部分患者可听到开瓣音。

◎ 五、诊断先天性二尖瓣狭窄需要做哪些检查？

（1）胸部X线检查：通常可见患者心脏增大及左心房增大。

（2）心电图检查：可根据患者心电图判断是否有右心室肥厚、右心房增大、左心房肥大等。

（3）超声心动图检查：超声心动图对本病有重要的诊断价值，可帮助医生准确了解本病患者二尖瓣的解剖情况和功能情况，了解瓣叶情况，以及腱索情况和乳头肌的位置、大小。

（4）心导管检查：可测量左心房压力及肺动脉压力。

◎ 六、先天性二尖瓣狭窄是否需要治疗？

手术与否和手术时机的判断取决于狭窄的程度和进展情况，对于病变严重者而言，应及时接受手术治疗。

◎ 七、先天性二尖瓣狭窄怎么治疗？

先天性二尖瓣狭窄只有通过外科手术治疗才能根治，手术方式主要有二尖瓣分离术、二尖瓣成形术及二尖瓣置换术，小儿应尽可能进行瓣膜和瓣下组织的修整成形。需要注意的是，由于儿童瓣膜先天性病变的特殊性，无论采取什么样的手术治疗方式，都无法保证瓣膜功能终生完好，部分患者往往需要再次接受手术。

第十七节 先天性二尖瓣关闭不全
——关闭受限，修复首选

◎ 一、先天性二尖瓣关闭不全是怎么回事儿？

先天性二尖瓣关闭不全（congenital mitral insufficiency，CMI）是指心脏二尖瓣这个"单向阀门"在左心室收缩期间无法完全闭合，导致左心室的血液经二尖瓣反流至左心房内，是最常见的瓣膜性心脏病（见图2-17-1）。

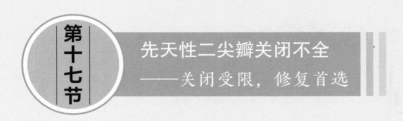

左心房　　正常瓣膜

二尖瓣反流束　　反流瓣膜

左心室

瓣膜关闭　瓣膜打开

图 2-17-1　先天性二尖瓣关闭不全解剖图

先天性二尖瓣关闭不全的原因有瓣叶裂缺、腱索缩短或过长、瓣叶穿孔等，部分可并发于卵圆孔未闭、主动脉缩窄、室间隔缺损等。

先天性二尖瓣关闭不全可能会加重左心房和左心室的负荷，左心房压力升高可引起肺静脉和肺毛细血管压力升高，继而导致肺毛细血管扩张和淤血；左心室舒张期容量负荷增加会导致左心室扩大。

◎ 二、先天性二尖瓣关闭不全有哪些临床表现？

先天性二尖瓣关闭不全患者的临床症状可从无症状至充血性心力衰竭。轻度先天性二尖瓣关闭不全患者通常无症状，中度或重度先天性二尖瓣关闭不全患者可表现出生长发育落后、活动后呼吸困难、反复呼吸道感染、肺水肿及充血性心力衰竭。在心尖部听诊时有响亮的全收缩期吹风样杂音，向腋下与后背传导，并可扪及震颤。

知识拓展

肺水肿指严重的急性左心衰竭伴有肺静脉高压和肺泡液体渗出。

◎ 三、诊断先天性二尖瓣关闭不全需要做哪些检查？

（1）胸部X线检查：在中度和重度的先天性二尖瓣关闭不全中，可见左心房和左心室增大，或左、右心室增大。

（2）心电图检查：部分先天性二尖瓣关闭不全患者可有右心室肥厚，少数可有心房颤动。

（3）超声心动图检查：超声心动图对于先天性二尖瓣关闭不全患者的诊断具有极其重要的价值，不仅可以显示反流的程度，还可以对其机制进行诊断。

（4）心导管检查：先天性二尖瓣轻度关闭不全或无症状的患者不必行心导管检查，有必要进行该检查时，左心导管检查可显示左心房压力增高，肺动脉压力也可升高。

◎ 四、先天性二尖瓣关闭不全是否需要治疗？

病变和反流程度较轻者，往往不需要手术治疗。病变严重者，应及时接受手术治疗，同时处理潜在并发症，这是防止病情加重的唯一有效措施。

◎ 五、先天性二尖瓣关闭不全怎么治疗？

先天性二尖瓣关闭不全的手术治疗方式首选二尖瓣成形手术，该类手术既往有良好的治疗结果。手术方式主要为瓣膜修补术或瓣环成形术，必要时行瓣膜置换术。瓣膜置换术的手术适应证有以下几种。

（1）幼儿反复心力衰竭，内科治疗不理想。

（2）心脏改变明显、反流量大、反复呼吸道感染（应在出现心力衰竭前，最好在学龄前进行手术治疗）。

（3）合并其他畸形、大量反流或左心房显著增大。

需要注意的是，由于儿童瓣膜先天性病变的特殊性，无论采取什么样的手术治疗方式，都无法保证瓣膜功能终生完好，部分患者往往需要再次接受手术。

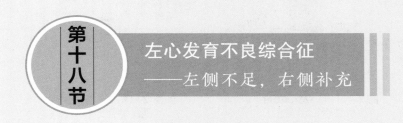

第十八节　左心发育不良综合征
——左侧不足，右侧补充

◎ 一、左心发育不良综合征是什么？

左心发育不良综合征（hypoplastic left heart syndrome，HLHS）是指心脏左侧，包括心腔室（左心室）、心脏瓣膜（二尖瓣和主动脉瓣）和主动脉在内的一系列结构发育欠缺。此病是一种极其严重的先天性心脏疾病，在欧美白种人群中相对多见，在亚洲人群中极其罕见。患有左心发育不良综合征的新生儿也通常合并房间隔缺损和动脉导管未闭。

如果婴儿在出生时即患有左心发育不良综合征，其左侧心脏将无法有效泵血，而必须由右侧心脏将血液泵至肺部和身体其他部位。具体来说，因为左侧心脏发育不好，所以从肺部进入心脏左侧的含氧血液会通过房间隔缺损转移到心脏右侧，并与从体内回流到心脏的静脉血液混合。这种低氧血的血液从右心流出到肺部，并通过动脉导管到达身体各处。

动脉导管是一条血管，连接离开心脏的两条大动脉：肺动脉和主动脉。患儿在母亲子宫中以及出生后最初几天，动脉导管保持开放，只有动脉导管保持开放才能维持流向人体的血液。患儿出生后一旦动脉导管关闭，这就意味着几乎没有血液流到身体各处。因此，患儿出生后如不能维持动脉导管开放，将很快死亡。

左心发育不良综合征的示意图见图2-18-1，左心发育不良综合征的解剖图见图2-18-2。

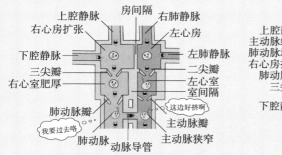

图 2-18-1 左心发育
不良综合征示意图

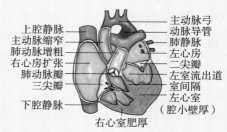

图 2-18-2 左心发育
不良综合征解剖图

◎ 二、左心发育不良综合征有哪些临床表现？

在出生后最初24～48小时如动脉导管开始缩小或关闭，患者就会出现左心发育不良综合征的症状，如迅速出现心力衰竭与休克迹象，包括呼吸加快、脉搏微弱、皮肤苍白或青紫、体温降低、嗜睡（不合时宜、不可抑制的睡眠）和尿量减少等。当流向身体的血液减少时，心脏、大脑和其他重要器官就没有足够的血液供应，除非重新建立通道，否则患者就会死亡。

◎ 三、诊断左心发育不良综合征需要做哪些检查？

（1）胸部X线检查：检查可见到心脏扩大，肺动脉段突出，主动脉结较小，肺血管影正常或稍多。

（2）心电图检查：心电图示心电轴右偏，左心房、左心室或右心室肥厚。

（3）超声心动图检查：检查可见右心室容积增大、左室容积变小。可以清晰地看到发育不良的升主动脉、主动脉弓、二尖瓣和/或主动脉瓣。

◎ 四、左心发育不良综合征是否需要治疗？

诊断为左心发育不良综合征的患者需尽早使用前列腺素E_1，维持动脉导管开放，并尽早接受手术治疗。

◎ 五、左心发育不良综合征怎么治疗？

左心发育不良综合征是一种无法实现解剖意义上根治的病种。患者的生存，最终需要依赖一系列复杂的姑息性外科手术来实现，以使患者右心室接管发育不良的左心室的工作。手术分为以下几个阶段。

第一阶段：在患者出生后最初几周内，进行Norwood手术，以建立主动脉顺行供血的结构，为全身提供更多的血液供应，保证患者生存。

第二阶段：在患者3～6个月月龄时进行双向Glenn手术，引导静脉血液从身体的上半部分回流，部分分离动静脉血液的混合，减轻缺氧和心脏负担。

第三阶段：在患者18～36个月月龄时进行Fontan手术，也称全腔静脉-肺动脉连接术。该手术进一步引导静脉血液从身体的下半部分绕过心脏直接回流至肺动脉，从而实现动静脉血液的完全分离。然而，Norwood一期手术后的患者，并非都能接受Fontan手术，部分患者需要心脏移植。

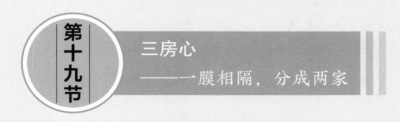

第十九节

三房心
——一膜相隔，分成两家

◎ 一、人的心房应该有几个？各有什么功能？

正常情况下，人的心房一共有2个，即左心房和右心房（见图

2-19-1）。简单地说，左心房的作用是接受从肺部回来的血液，待左心房收缩时，把这部分血液运送到左心室。右心房的作用是接收从身体其他部位回来的血液，待右心房收缩时，再把血液运送到右心室。

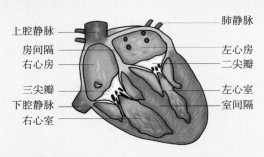

上腔静脉　　　肺静脉
房间隔　　　　左心房
右心房　　　　二尖瓣
三尖瓣　　　　左心室
下腔静脉　　　室间隔
右心室

图 2-19-1　正常左心房结构解剖图

◎ 二、三房心是怎么回事儿？

三房心（cor triatriatum，CTA）是指心房内形成了异常的纤维隔膜，把一个单腔心房分隔成了两部分，称为"副房"和"真房"。异常发生在左心房称为左位三房心，发生于右心房称为右位三房心。右位三房心极为罕见，约占先天性心脏病的0.025%。典型的三房心常指左位三房心，占先天性心脏病发病率的0.1%～0.4%，多发生于婴儿和儿童，成人病例相对少见，男女发病率比例为1.5∶1。三房心常合并的其他心脏畸形包括动脉导管未闭、部分性肺静脉异位引流、永存左上腔静脉、室间隔缺损、法洛四联症等。三房心的发病机制至今仍未完全清楚，大多数学者认为与胚胎时期肺总静脉退化不全，未能与左房壁完全吸收融合有关，亦有学者认为与胚胎期原发隔生长异常有关。

三房心的示意图见图2-19-2，三房心的解剖图见2-19-3。

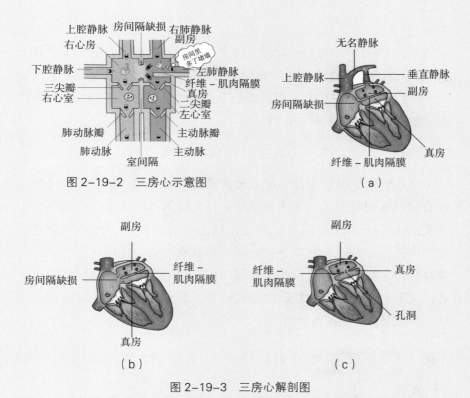

图 2-19-2 三房心示意图

（a）

（b）

（c）

图 2-19-3 三房心解剖图

注：a 为副房与真房的血流经由垂直静脉－房间隔缺损的连通；b 为副房与真房的血流经由房间隔缺损连通；c 为副房与真房的血流通过隔膜上的孔洞直接连通。

知 识 拓 展

　　胎儿发育早期体内有两根上腔静脉。正常胚胎发育时，右前主动脉发育成正常的上腔静脉，左前主静脉逐渐闭塞并退化形成Marshall韧带。如果左前主静脉退化异常不闭合，即成为永存左上腔静脉。

◎ 三、三房心有哪些类型？

　　三房心的临床分型有多种分类方法，常见的分型方法是根据副房与真房有无交通及交通解剖形态进行分类，主要分为以下两种类型。

（1）部分型三房心：副房只接受部分肺静脉血液，其余肺静脉血液进入真房。根据心房内隔膜完整与否又分为Ⅰ型和Ⅱ型。

（2）完全型三房心：副房接受全部肺静脉血液。根据心房内隔膜完整与否又分为Ⅰ型和Ⅱ型。

◎ 四、三房心有哪些临床表现？

反复的呼吸道感染是三房心最常见的临床表现。三房心不伴有肺静脉回流梗阻者，可无明显症状；伴有肺静脉回流梗阻者则因交通孔的大小而出现不同程度的充血性心力衰竭征象。婴幼儿患者如副房与左心房间交通窄小，临床主要表现为低心排综合征及生长发育延迟。症状最为严重的，要属少数三房心合并肺静脉狭窄的患者，这类患者除有以上梗阻性症状以外，往往存在严重的肺动脉高压，少数患者可能存在紫绀。

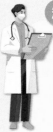

知识拓展

低心排综合征简称低心排，是心脏外科严重的生理异常之一，是导致患者术后死亡的主要原因之一。发生低心排时，会有周围血管收缩、组织灌注不足的现象，表现为心率增快，脉压变小，血压下降，脉搏细弱，四肢发冷、苍白或紫绀等。

◎ 五、为了进一步明确是否患三房心，需要做哪些检查？

（1）心电图检查：常表现为右心室增大，电轴右偏。

（2）胸部X线检查：检查结果显示有不同程度的心影增大，以右心室增大为主，肺动脉段突出，肺血增多。有时还伴有左心房增大。

（3）超声心动图检查：该检查对本病有重要诊断价值，能明确"真房"与"副房"间交通的大小、位置等信息。

（4）心导管检查：此项检查可以明确肺动静脉的压力。

◎ 六、三房心是否需要治疗？

非梗阻性三房心，因"真房"和"副房"间交通没有梗阻，不影响肺静脉血回流入左心室，故可随访观察，暂不需手术治疗。对于存在血流受阻的梗阻性三房心，则需要外科手术治疗。内科治疗仅用于控制心力衰竭。

◎ 七、三房心怎么治疗呢？

三房心的治疗是通过手术方式尽可能将"副房"与"真房"之间的纤维隔膜充分切除，确保二者之间的血流通畅。三房心患者在婴幼儿期或儿童期进行手术，效果最为理想。

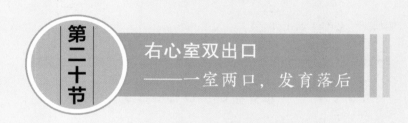

第二十节　右心室双出口
——一室两口，发育落后

◎ 一、右心室正常该有几个出口？有什么功能？

正常人只有一个右心室，位于右心房的左前下方、左心室的右前方，呈斜向前下方的锥体形，内呈空腔状，有一个入口和一个出口，入口为右房室口，其周缘附有三块叶片状瓣膜，称为三尖瓣，出口为肺动脉口，其周缘附有三块半月状瓣膜，称为肺动脉瓣。在右心室收缩时，肺动脉瓣开放，血液流入肺动脉；右心室舒张时，肺动脉瓣关闭，阻止血液反流入心室。

简单来讲，右心室为一个容纳和输送血液的空腔，右心室收缩时，将血液从右心室挤压出去；右心室舒张时，接收流到右心室的血液。

◎ 二、右心室双出口是怎么回事儿？

右心室双出口（double outlet of right ventricle，DORV）是指一

个大动脉的全部和另一大动脉开口的大部分（＞50％）起源于形态右心室，主动脉瓣与二尖瓣之间可存在或无纤维连续，是一种少见的复杂心脏畸形。简单地说，就是本应该只连接一根大血管（肺动脉）的右心室，发出了两根大血管（肺动脉和主动脉）。

右心室双出口的示意图见图2-20-1，右心室双出口的解剖图见图2-20-2。

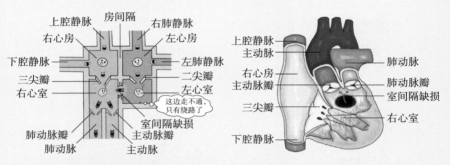

图2-20-1　右心室双出口示意图　图2-20-2　右心室双出口解剖图

◎ 三、右心室双出口有哪些类型？

根据室间隔缺损的位置，将右心室双出口分为四种类型。

（1）主动脉瓣下室间隔缺损型：室间隔缺损靠近主动脉瓣，容易出现肺高压，是右心室双出口最常见的类型（见图2-20-3）。

（2）肺动脉瓣下室间隔缺损型：室间隔缺损靠近肺动脉瓣（见图2-20-4）。

（3）双动脉瓣下室间隔缺损型：缺损与肺动脉瓣和主动脉瓣紧密相连，由肌肉组织隔开（见图2-20-5）。

（4）室间隔缺损远离型：缺损远离主动脉和肺动脉开口处（见图2-20-6）。

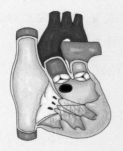

图 2-20-3　主动脉瓣下室间隔
缺损型右心室双出口解剖图

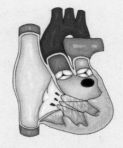

图 2-20-4　肺动脉瓣下室间隔
缺损型右心室双出口解剖图

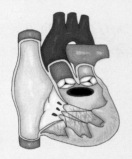

图 2-20-5　双动脉瓣下室间隔
缺损型右心室双出口解剖图

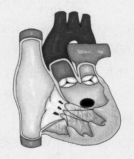

图 2-20-6　室间隔缺损远离型
右心室双出口解剖图

◎ 四、右心室双出口有哪些临床表现？

右心室双出口患者的症状和体征因分型而异，症状的严重程度与室间隔缺损的大小、有无右心室流出道梗阻及梗阻程度、大动脉关系及是否合并其他畸形有关。

举例来说，在右心室双出口患者中，室间隔缺损较大且位于主动脉瓣下，加之右心室流出道存在梗阻，那么该患者的症状和体征就非常类似法洛四联症的患者，出现口唇紫绀等表现。如果右心室流出道没有狭窄，那这种右心室双出口患者的临床表现就更类似于较大的单纯室间隔缺损。再如，室间隔缺损位于肺动脉瓣下的右心室双出口患者，其在临床表现上更像完全性大动脉转位患者。

因此，右心室双出口患者可有紫绀、杵状指（趾）、发育落后的表现，也可以出现反复呼吸道感染和充血性心力衰竭的症状。患者胸骨左缘可闻及心脏杂音及震颤。

◎ 五、为了进一步明确是否有右心室双出口，
需要做哪些检查？

（1）心电图检查：心电图示电轴右偏，右心室肥厚。

（2）胸部X线检查：检查结果显示心影增大，右心室扩大，肺血表现与有无右心室流出道梗阻有关。

（3）超声心动图检查：是诊断右心室双出口的一种重要方法，可明确心房内结构、主动脉与肺动脉的位置和关系、室间隔缺损的位置和类型、大动脉起源和相互关系等。

（4）心导管检查和心血管造影：无右心室流出道狭窄者，可较早出现明显的肺动脉高压，心导管检查有助于评估肺血管病变情况，判断手术指征。对于存在紫绀的右心室双出口患者，心导管检查也可以发现异常侧支血管的形成情况，必要时还可以在手术前和手术后进行介入治疗。

（5）增强CT和MRI检查：也是诊断右心室双出口的重要检查，能更直观地评估大动脉的位置关系以及室间隔缺损的空间位置，对制定手术方案有重要参考价值。

◎ 六、右心室双出口是否需要治疗？

右心室双出口一般无自愈可能，患者需在早期明确诊断时，进行手术治疗。

◎ 七、右心室双出口怎么治疗呢？

由于右心室双出口的类型复杂，手术治疗方式取决于解剖类型。无肺动脉狭窄者宜在早期进行修复手术；青紫严重者如不能早期行根治手术，可做体-肺动脉分流术，以改善缺氧情况，待时机合适再做根治手术。对主动脉瓣下室间隔缺损型右心室双出口伴肺动脉狭窄的治疗原则类似于法洛四联症；无肺动脉狭窄的治疗原则类似于室间隔缺损伴肺动脉高压。肺动脉瓣下室间隔缺损型的右心室双出口患者，需根据其是否合并肺动脉狭窄，参考完全性大动脉转位的手术方式进行治疗。

第二十一节

双腔右心室
——一室两腔，梗阻严重

◎ 一、双腔右心室是怎么回事儿？

双腔右心室（double chamber of right ventricle，DCRV）又称右室双腔心，是指右心室体部被横跨的异常肥厚肌肉束或纤维组织分隔为两个腔，导致右心室流出道出现不同程度狭窄的一种先天性心脏畸形，就像房间被私自搭建的隔板一分为二。双腔右心室多合并有室间隔缺损，还可合并其他心脏畸形。双腔右心室临床上比较少见，约占先天性心脏病1%~1.5%。

双腔右心室的示意图见图2-21-1，双腔右心室的解剖图见图2-21-2。

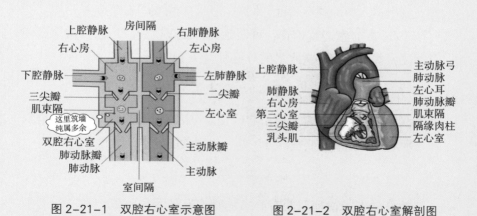

图 2-21-1　双腔右心室示意图　　　图 2-21-2　双腔右心室解剖图

◎ 二、双腔右心室有哪些类型？

根据异常肌束的形态、数量和位置，双腔右心室从病理解剖学上可以分为两种类型。

（1）肌隔型：位于右心室流入道与流出道之间，异常肌束形成肌性隔，中间有狭孔相通，孔边缘为纤维组织，孔大小不等，孔小的患者早期即可出现症状甚至死亡，孔大的患者症状可不明显。

（2）肌束型：自室上嵴发出的异常肌束呈一条或多条，向左室前壁和心尖方向延伸，与右侧的心室漏斗皱襞形成裂隙，以供血流通过。

◎ 三、双腔右心室有哪些临床表现？

双腔右心室患者的临床表现取决于右心室流出道梗阻的程度、并存的室间隔缺损的大小和位置以及是否合并其他畸形。一般来说，双腔右心室患者因为右心室流出道梗阻会出现类似于肺动脉狭窄的临床表现。

◎ 四、为了进一步明确是否有双腔右心室，需要做哪些检查？

（1）心电图检查：可根据心电轴情况判断是否有右心室肥厚。

（2）胸部X线检查：可协助判断狭窄程度和缺损大小。

（3）超声心动图检查：方便、无创，可明确肥厚肌束大小、位置，流出道入口的狭窄程度，同时可探明合并的其他心脏畸形。

（4）右心室造影检查：可明确异常肌束位置、形态及流出道梗阻情况，并可计算心室水平的分流量。

◎ 五、双腔右心室是否需要治疗？

双腔右心室的异常肌束引起的梗阻可因为血流冲刷增生纤维组织而逐渐加重，导致右心室部分肥厚，出现功能异常，因此需要治疗。

◎ 六、双腔右心室怎么治疗呢？

外科手术是治疗双腔右心室的唯一有效手段。双腔右心室的外科治疗需建立体外循环，通过右心房显露右心室，明确室内解剖结构及病理改变，切除异常肌肉束，解除右心室腔内梗阻，同时修补和矫正其他合并的畸形。

第二十二节

单心室
——心室单腔，症状明显

◎ 一、人的心室有几个？有什么功能？

心脏的内部一共有四个腔，如果把它看成一栋楼，楼上两间是心房，楼下两间是心室，左、右心房和心室之间各有一堵"墙"把它们分隔开来，这堵"墙"就叫房间隔、室间隔。

左心室在出口处发出的大动脉叫主动脉，相连处有一个瓣膜叫作主动脉瓣。当左心室收缩时，富含氧气的血被泵入全身，血液中的氧气被利用后变成少氧血，回到右心房，再经过三尖瓣进入右心室。右心室在出口处发出的大动脉叫肺动脉，相连处有一个瓣膜叫肺动脉瓣。右心室收缩，将低氧血送入肺部，进行气体交换，变成富含氧气的血液，然后回到左心房，经过二尖瓣进入左心室，再泵入全身各个组织和器官，周而复始。

◎ 二、单心室是怎么回事儿？

单心室（single ventricle，SV）是心室、瓣膜和大动脉发育过程中出现异常而形成的一组综合畸形。原本独立的左、右心室通过室间隔缺损相连，构成共同心室腔。多数情况下，如果有一侧心室发育不全，另一侧发育相对完好的心室会承担起泵血的责任，就形成了单心室这种比较罕见的心脏畸形。在这种状态下，来自左、右心房的富氧血和低氧血将在这个发育相对完好的单心室内进行混合，所以从心脏射出的血液是氧饱和度较低的混合血。

手术无法凭空"制造"出一个发育良好的心室来，也不能对发育不平衡的两个心室强行进行分隔，因此只能采用单心室矫治的方法进行姑息治疗，这意味着两个心室只能"合并"并作为左心室来使用，右心的血液只能通过别的路径进入肺动脉。

单心室的示意图见图2-22-1，单心室的解剖图见图2-22-2。

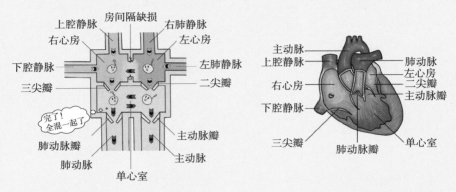

图 2-22-1　单心室示意图　　　　　图 2-22-2　单心室解剖图

◎ 三、单心室有哪些类型？

通常根据单心室的解剖性质分成左心室型、右心室型及不定型单心室。

（1）左心室型单心室：在形态上左心室为主要心腔。

（2）右心室型单心室：在形态上右心室为主要心腔。

（3）不定型单心室：心室内仅有1个腔，心室结构特征不典型。

◎ 四、单心室有哪些临床表现？

单心室患者的临床表现与肺血流多少、肺血管病变程度、房室瓣有无反流等因素相关。大多单心室患者有明显的症状，如紫绀、杵状指（趾）、呼吸急促等缺氧表现，部分患者生长发育迟缓、可能出现心力衰竭症状。

◎ 五、为了进一步明确是否有单心室，需要做哪些检查？

（1）超声心动图检查：超声心动图检查可以明确心脏大血管结构，评价心室功能。

（2）胸部X线检查：在胸部X线图像上，可以观察到患者肺部情况和心脏的形状、大小，对肺循环血液的量进行大致的判断。

（3）心电图检查：由于心室肥厚，患者心电图可能表现为电轴左偏或右偏。

（4）增强CT检查：增强CT可以比超声更准确、直观地显示心脏和大血管的解剖结构和位置关系。

（5）MRI检查：MRI检查可以评估心脏收缩及舒张功能、显示瓣膜反流程度、测算肺血管阻力等。

（6）心导管检查：心导管检查可以提供详细的肺循环血液动力学信息，这些信息在单心室的一系列姑息手术中非常重要。

◎ 六、单心室是否需要治疗？

未经治疗的单心室患者生命时长较短，单心室诊断明确后应尽早评估手术治疗时机及策略。

◎ 七、单心室怎么治疗呢？

大多单心室患者需要进行分期手术，选择哪种治疗方案，由心脏专科医生根据患者情况进行综合评估而定。

1. 婴幼儿期姑息性手术

通过较小的手术操作改变肺血流量，短期内缓解症状，具体分为约束和减少肺部血流量的肺动脉束带手术（减少肺血）和增加肺部血流量的体 - 肺动脉分流术。

2. Glenn 手术和 Fontan 手术

一次或分两次将上腔静脉与肺动脉吻合，将下腔静脉与肺动脉通过管道相连，使上、下腔静脉不再经过心脏而是直接进入肺动脉，实现将静脉血和动脉血彻底分开的目的。

3. 心脏移植

对于极其复杂、无法通过其他方式矫治的单心室患者，心脏移植可能是唯一合适的选择。

先天性冠状动脉异常
——起源异常，影响供氧

◎ 一、冠状动脉在哪儿？有什么功能？

冠状动脉简称"冠脉"，是供应心脏血液的动脉，属冠脉循环的一部分，它将含氧的血液输送到心肌。心脏需要持续的氧气供应才能运转，如果冠状动脉出现状况会导致运输到心脏的氧气和营养物质减少。这不仅会影响心肌本身，还会影响心脏将血液输送到全身的能力。因此，冠状动脉的任何紊乱或疾病都会对健康产生严重影响，可能导致心绞痛、心肌梗死，甚至死亡。

正常心脏有左、右两支冠状动脉，左冠状动脉起源于主动脉左冠状窦，右冠状动脉起源于主动脉右冠状窦（见图2-23-1）。若冠状动脉在胚胎发育过程中，在数目、起源、走行等方面发生了变化，会出现冠状动脉异常连接。有些异常仅为解剖上的变异，不影响冠状动脉血液供应；有些异常因为影响了心脏的供血功能，需要手术治疗，包括冠状动脉异常起源于主动脉、冠状动脉异常起源于肺动脉、冠状动脉瘘等，这些畸形可以孤立存在，也可合并存在于其他的先天性心脏病中。冠状动脉异常起源于主动脉较为罕见，在冠状动脉造影中的检出率约为0.44%，在尸检中的检出率约为0.17%；先天性冠状动脉瘘也较为罕见，约占所有先天性心脏病的0.3%，这里主要介绍左冠状动脉异常起源于肺动脉。

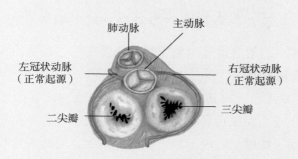

图 2-23-1 正常冠状动脉起源示意图

◎ 二、左冠状动脉异常起源于肺动脉是怎么回事儿？

先天性冠状动脉异常是多种不同冠状动脉先天畸形的统称。广义上的先天性冠状动脉异常可以包括冠状动脉的起源、走行、形态、终点等的异常。其中，冠状动脉起源异常（anomalous origin of coronary artery，AOCA）是指一支或多支冠状动脉不从其正常部位发出的一种变异，以左冠状动脉或其分支异常起源于肺动脉最多见，见图2-23-2。

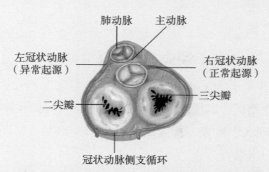

图 2-23-2 先天性冠状动脉异常起源示意图（左冠状动脉异常起源于肺动脉）

左冠状动脉或其分支异常起源于肺动脉（anomalous origin of the left coronary artery from the pulmonary artery，ALCAPA）又称Bland-White-Garland综合征（BWG综合征），是指左冠状动脉（多数为左冠状动脉主干，少数为左前降支及左回旋支）异常起源于主肺动脉、肺动脉窦或左、右肺动脉。

◎ 三、左冠状动脉异常起源于肺动脉有哪些临床表现？

根据左、右冠状动脉间侧支循环是否充足，在婴儿和成人中的临床表现有所不同。

（1）婴儿型：冠状动脉侧支循环没有建立或者侧支循环不足者，很早出现心肌缺血，相关症状发生很快，表现为心动过速、呼吸频率加快、咳嗽、呼吸困难、喘鸣、紫绀，婴幼儿在喂奶或者活动时可见呼吸短促、烦躁不安、哭闹、出冷汗、四肢末梢苍白，甚至晕厥，严重者可出现心力衰竭的症状，甚至猝死。

（2）成人型：患者主要依靠冠状动脉血管间建立的侧支血管存活。在正常右冠状动脉与异常连接左冠状动脉之间逐渐形成丰富的侧支循环，如侧支血管多，心肌能得到相对较好的灌注，则临床症状较轻，年长儿或者成年人可不出现临床症状，但也有患者会出现呼吸困难、咳嗽、喘息、躁动、晕厥、心绞痛等临床表现，随着病程的进展也会逐渐出现慢性心肌缺血和心力衰竭症状，成年人也可表现为心肌梗死。

◎ 四、为了进一步明确是否有左冠状动脉异常
起源于肺动脉，需要做哪些检查？

（1）心电图检查：心电图可以识别心肌缺血和心肌梗死。陈旧性左心室前外侧壁心肌梗死的心电图，可见S–T段变化和T波倒置。

（2）胸部X线检查：检查结果可见肺充血和心影明显增大，以左心房、左心室增大为主。

（3）超声心动图检查：可显示左冠状动脉或者右冠状动脉异常连接到肺动脉的血流改变等。彩色多普勒血流显像可监测冠脉血流方向及左心室大小、心室壁厚度、射血分数以及二尖瓣反流情况。

（4）冠状动脉CT检查：可以明确冠状动脉走行、直径及侧支情况。对于超声心动图无法排除的情况，建议加做冠脉CT。

（5）心导管检查及心血管造影检查：是明确冠状动脉异常最为直观的检查，如果超声心动图和CT不能明确诊断，可以考虑心导管检查和心血管造影检查。

◎ 五、左冠状动脉异常起源于肺动脉是否需要治疗？

左冠状动脉异常起源于肺动脉需要进行积极的手术治疗。即便是无症状的年长儿或者成年人，持续的心肌缺血也可导致严重的心肌损害、并发症、左心室功能逐渐恶化以及猝死的风险增加，因此一旦确诊，就应尽早进行手术治疗。

◎ 六、左冠状动脉异常起源于肺动脉怎么治疗呢？

对于左冠状动脉异常起源于肺动脉的患者，应根据冠状动脉与肺动脉解剖结构，选择合适的手术方式。手术方式包括异位冠状动脉结扎、肺动脉内隧道术、大隐静脉和乳内动脉搭桥手术、冠状动脉移植重建术等。目前常用的是冠状动脉移植重建术，肺动脉内隧道术也有一定应用。

1. 冠状动脉移植重建术

冠状动脉移植重建术为此畸形治疗的首选手术方式，是将"迷途"的冠状动脉从肺动脉上剥离下来，并重新吻合回主动脉。若冠状动脉移植重建术难以施行，则由专科医生综合评估后选用其他手术方式。

2. 肺动脉内隧道术

适用于左冠状动脉起源于肺动脉异常开口离主动脉较远者，在相邻两大动脉上开口进行吻合，取带蒂肺动脉片，将肺动脉上冠状动脉开口连接到主动脉，用心包片修补肺动脉缺口。

左冠状动脉异常起源于肺动脉的手术方式多样，但具体选择哪种手术方式，需由心脏专科医生根据患者情况进行综合评估后决定。

 主动脉窦瘤
——瘤体破裂，危险重重

◎ 一、主动脉窦瘤是怎么回事儿？

主动脉窦瘤（aortic sinus aneurysm，ASA）又称乏氏窦瘤（valsalva窦瘤），是因血管壁发生病变，在主动脉窦部（主动脉瓣相对的动脉壁向外膨出，瓣膜与主动脉壁之间的内腔，可分为左窦、右窦和后窦），包括在左冠窦、右冠窦或无冠窦处形成的动脉瘤，东亚人群多见。随着左心室的收缩，血流持续冲击主动脉壁，主动脉壁的弹性逐渐下降，随之而来的是主动脉窦瘤不断增大，当血管壁承受不了血流冲击时，主动脉窦瘤可以发生破裂，血液流入其相邻的右心房、右心室、肺动脉、左心室或心包腔等结构。临床上以右冠窦瘤破入右心（尤其是右心室）造成主动脉–心脏瘘的情况居多，具有独特的临床表现。该疾病常伴有干下型室间隔缺损。

主动脉窦瘤的病因多为主动脉窦部先天发育异常，即窦壁中层缺乏正常的弹力组织和肌肉组织，在主动脉内压力影响下窦壁逐渐变薄并向外扩张形成囊袋状突起，可突向邻近心腔。极少数主动脉窦瘤为后天性疾病所致，如继发于感染性心内膜炎、梅毒、马方综合征等。主动脉窦瘤破裂的好发年龄为20～40岁；婴幼儿少见，男性占比超过2/3。

正常主动脉的解剖图见图2-24-1，主动脉窦瘤的解剖图见图2-24-2。

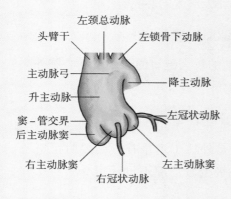

图 2-24-1 正常主动脉解剖图

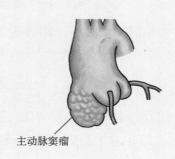

图 2-24-2 主动脉窦瘤解剖图

◎ 二、主动脉窦瘤有哪些临床表现？

在瘤体未破裂前，患者一般无临床症状或体征。个别瘤体阻塞右心室流出道，患者可出现肺动脉口狭窄的症状和体征。瘤体破裂多发生于20～67岁，破裂时患者可突觉心悸、胸痛或胸部不适、气喘、咳嗽，并觉左胸震颤，随后可因破口大小不同而逐渐出现轻至心累气紧、重至急性右心衰竭或全心衰竭的表现。

◎ 三、为了进一步明确是否患主动脉窦瘤，需要做哪些检查？

（1）心电图检查：可为判断主动脉窦瘤提供依据，可出现左心室高电压或左、右心室增大。

（2）胸部X线检查：可根据心影、肺动脉段、主动脉结等表现，判断主动脉窦瘤的可能性，可见肺淤血，左、右心室增大。

（3）超声心动图检查：可显示主动脉窦瘤的起始部位、大小、形态及与相邻心脏结构的关系，观察各瓣膜的形态与功能，发现合并的心内畸形。彩色多普勒超声可显示破口的分流。

（4）右心导管检查：可直接测定右心系统各部位的压力、血氧含量，以判定主动脉窦瘤破入的部位。可测定分流量、肺动脉压及肺血管阻力，评定肺动脉高压的程度。

（5）心血管造影检查：经动脉插管逆行主动脉造影，可清楚地显示主动脉窦瘤的位置、形态、大小及破入的心腔。

◎ 四、主动脉窦瘤是否需要治疗？

主动脉窦瘤破裂，特别是急性的较大破口的破裂属于心脏外科急症，需尽快手术治疗。

◎ 五、主动脉窦瘤怎么治疗？

主动脉窦瘤的治疗方法主要是外科手术修补，必要时可进行血管置换，对于稳定的微小破口极少数情况下可采用介入封堵器封堵。

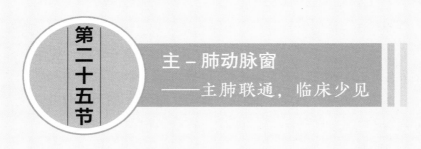

第二十五节

主－肺动脉窗
——主肺联通，临床少见

◎ 一、主-肺动脉窗是怎么回事儿？

主-肺动脉窗（aorto-pulmonary window，APW）又称主动脉肺动脉间隔缺损（aortopulmonary septal defect，APSD）、主肺动脉瘘，是一种少见的先天性心脏缺损，是在主动脉和肺动脉之间的缺损，这个缺损如同"窗户"一样，使主动脉和肺动脉的血液直接相通。主-肺动脉窗可以是一种孤立性的疾病，也可合并其他心脏畸形，如动脉导管未闭、主动脉弓离断、室间隔缺损、法洛四联症和冠状动脉异常起源等。

主-肺动脉窗的示意图见图2-25-1，主-肺动脉窗的解剖图见图2-25-2。

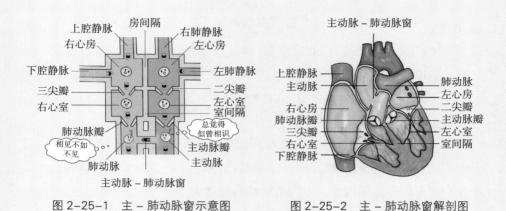

图 2-25-1　主-肺动脉窗示意图　　　　图 2-25-2　主-肺动脉窗解剖图

◎ 二、主-肺动脉窗有哪些类型？

根据缺损位置，将主-肺动脉窗分为以下三种类型（见图2-25-3）。

（1）Ⅰ型：近端型，是主、肺动脉间隔近端缺损。

（2）Ⅱ型：远端型，是主、肺动脉间隔远端缺损。

（3）Ⅲ型：完全型，是右肺动脉直接开口于升主动脉右侧壁，主、肺动脉间隔常完全缺如。

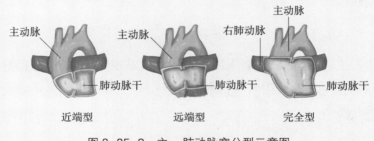

图 2-25-3　主-肺动脉窗分型示意图

◎ 三、主-肺动脉窗有哪些临床表现？

主-肺动脉窗的临床表现主要取决于缺损的大小、肺动脉高压的程度、有无合并其他畸形。缺损较大时，患者多有喂养困难、营养不良、发育迟缓、呼吸急促、反复呼吸道感染等临床表现，患者在早期即可出现心力衰竭的症状和体征。当患者有肺动脉高压时可有轻度紫绀和右心衰竭的表现。

◎ 四、为了进一步明确是否患主-肺动脉窗，需要做哪些检查？

（1）心电图检查：电轴左偏，左心室肥厚。肺动脉高压者显示双心肥厚，电轴右偏。

（2）胸部X线检查：显示肺纹理增多，左心室、左心房明显增大或全心扩大。

（3）超声心动图检查：具有诊断价值，可探及主动脉和肺动脉之间的缺损大小和位置。检查结果显示左心房、左心室内径增大，左心室流出道内径增宽，二尖瓣运动幅度增大。

（4）右心室造影检查：可明确异常肌束位置、形态及流出道梗阻情况，并计算心室水平的分流量。

（5）CT检查：可评价肺血管病变程度，明确合并其他畸形。

◎ 五、主-肺动脉窗是否需要治疗？

主-肺动脉窗患者病情发展较快，症状往往较重，一旦明确诊断应及早进行手术治疗。合并心力衰竭和肺部感染者，应在控制心力衰竭和感染后及时手术。早期的手术干预，可以避免进行性肺血管梗阻病变。

◎ 六、主-肺动脉窗怎么治疗呢？

对主-肺动脉窗患者采用手术治疗，基本的手术方法有3种：常温或低温下结扎或切断缝合术、体外循环下修补术和深低温停循环下修补术。

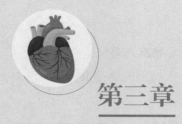

第三章

先天性心脏病患者的围术期护理

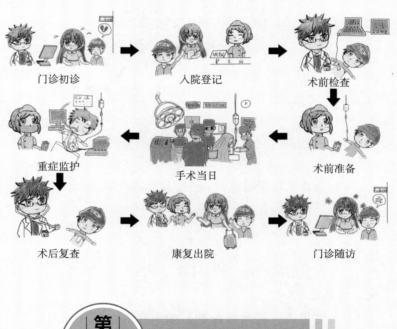

门诊初诊   入院登记   术前检查

重症监护   手术当日   术前准备

术后复查   康复出院   门诊随访

第一节 住院这些事儿

◎ 一、住院前该准备什么？

快要入院了，看看患者入院需要准备什么呢？

1. 物品准备

入院前的物品准备见表3-1-1。

表 3-1-1　物品准备

物品类别	常用物品
证件类	入院证、身份证/户口簿、医保卡、就诊卡等
资料类	门诊检查报告单、影像学资料等
生活物品通用类	中小型行李箱或行李袋，部分医院会提供付费的生活用品，例如盆子、水杯、饭盒等，也可以选择自己携带，如盆子1~2个、带吸管及有刻度的水杯、饭盒、筷子、勺子、牙膏、牙刷、毛巾、梳子、小瓶沐浴液和洗发水、干纸巾、湿纸巾、1~2套换洗衣物（医院也会配有专用的病员服以便换洗）、拖鞋等
成人用物	成年女性可携带常用的护肤品、卫生用品等，男士可携带剃须刀等
儿童用物	尿不湿、奶粉、奶瓶、降温用品等

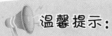

温馨提示：

禁止携带家用电器、易燃易爆等危险物品。

2. 自身准备

（1）患者术前需戒烟、戒酒2周，不要向医务人员隐瞒自己的吸烟史、饮酒史。

（2）女性患者需避开月经期，如果在入院前发现已处于月经期，需要及时告知医生或通知安排入院的工作人员，以方便重新安排时间。

（3）女性患者入院前不要做美甲，以免影响病情观察，也尽量不佩戴任何饰品。

（4）患者如果术前在服用药物，一定要告知医务人员，经医生评估后决定是否需要停药或者调整用药。

（5）预防感冒，保证营养、睡眠充足，避免劳累。

◎ 二、手术前需要做哪些准备呢？

（1）修剪手指甲、脚趾甲，男性患者需要剃胡须，做好身体清洁以减少感染发生。

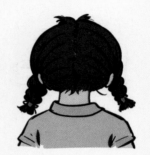

（2）长头发的患者，需要将头发分成左、右两股，编成发辫，以避免污染无菌区，同时，可防止枕后部皮肤受压、受损。

（3）练习床上解大小便，进入手术室之前应排尽大小便。

（4）应在医务人员指导下练习深呼吸、咳嗽、咳痰的技巧。

（5）注意保暖，预防感冒，保证充足睡眠。

（6）术前如有发热、咳嗽等异常情况或者女性患者月经来潮，需及时告知医务人员。

◎ 三、手术前饮食有哪些注意事项？

均衡饮食，避免辛辣、刺激、生冷、不易消化的食物。如果给小儿喂奶，按照平时正常进食的奶量喂养即可。术前禁饮、禁食的时间需遵从医务人员的指导，一般情况可参照表3-1-2。

表3-1-2　先天性心脏病患者术前禁饮、禁食时间

儿童及成人术前禁饮、禁食时间 / 小时		婴幼儿术前禁饮、禁食时间 / 小时	
清饮料	≥ 2	清饮料	≥ 2
淀粉类固体食物	≥ 6	母乳	≥ 4
脂肪类固体食物	≥ 8	配方奶或牛奶	≥ 6

（1）清饮料：包括清水、高碳水化合物饮料（糖水）、碳酸饮料、清茶、黑咖啡（不加奶）及各种无渣果汁，但不能含酒精。摄入量≤5 ml/kg（或总量≤400 ml）。

（2）淀粉类固体食物：包括面粉和谷类食物，如稀饭、馒头、

面包、面条、米饭等。

（3）脂肪类固体食物：主要指动物脂肪、肉类和油炸类食物，如煎蛋、烤肉等。

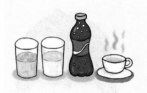
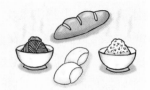

图 3-1-1　清饮料　　　　图 3-1-2　淀粉类　　　图 3-1-3　脂肪类
　　　　　　　　　　　　　固体食物　　　　　　　固体食物

温馨提示：

　　在禁饮、禁食的这段时间里，家属可以准备几个不含奶的棒棒糖，甜甜的棒棒糖可以在一定程度上缓解孩子的口渴和饥饿感，同时又能安抚孩子的情绪。

◎ 四、手术后需要大量补充营养吗？

术后饮食和术前饮食一样，都需要尽量吃清淡、易消化、高蛋白、富含维生素的食物，少量多餐，避免辛辣、油腻、刺激性食物，以免对胃肠道消化产生不良影响。

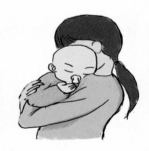

如果是小儿喂奶，喂奶量应为术前 1/3~1/2，少量多餐，视患儿情况逐渐增加，每次喂奶前注意观察患儿有无腹胀等不适情况。患儿哭闹时切忌喂奶，否则容易发生呛咳、窒息。喂奶后应将患儿抱起，使患儿身体尽量竖直，轻拍患儿背部。

◎ 五、手术后活动要注意哪些？

患者如果手术后没有特殊并发症，术后2~3天可以适当下床活动或遵从医生指导进行活动。婴幼儿可以由家属抱起拍背、翻身。术后3~6个月不要剧烈活动，遵循循序渐进的原则，活动程度以不感觉劳累为宜，学龄期儿童视具体情况，可以在术后数周至数月返回校园。

◎ 六、手术后怎么处理伤口及引流管？

许多封堵手术患者术后无须安置引流管，其手术伤口小，一般使用可吸收缝线，不用拆线，伤口通常在术后2周左右愈合。其他修补手术患者或者开胸手术患者可能需要安置引流管，术后根据每日引流量来确定拔除管道的时机。在患者保留引流管期间，应注意避免拖拽、牵拉、折叠、压迫引流管，以防止引流不畅、引流管意外脱出等情况。引流袋应低于引流管出口平面，以防引流液逆行引起感染。引流管伤口处的缝线一般在拔除管道后的10~14天拆除。

◎ 七、手术后可能会出现什么情况？

1. 发热

术后3天内的发热多属于手术热或者外科热，是手术创伤引起的全身或局部应激反应。术后患者的体温可略升高，一般不超过38℃，变化幅度在0.5~1℃，多于术后1~2日体温逐渐恢复正常，不需要特殊处理。若术后3~6日仍持续发热，或体温降至正常后再度发热，要警惕感染的可能。一般情况下，当体温<38.5℃时，可使用温水擦拭（用温水浸湿毛巾，给患者擦拭全身，着重擦拭腋窝、腹股沟等部位）、冰袋冰敷等物理降温方法，必要时使用药物降温。如果患者体温≥38.5℃，应在医生指导下，口服布洛芬混悬液、对乙酰氨基酚混悬液、布洛芬片、对乙酰氨基酚缓释片等药物，或肌内注射对乙酰氨基酚注射液、复方氨林巴比妥注射液等。对于意识不清、进食差、不能口服用药的患者还可以考虑使用栓剂，比如吲哚美辛栓、阿司匹林栓、小儿布洛芬栓、右旋布洛芬栓等。

2. 疼痛

患者术后出现伤口疼痛时，应及时告知医务人员，并描述疼痛的程度及性质（如刺痛、胀痛、隐痛等），遵医嘱使用止痛药。如果小儿术后哭闹不止，应及时告知医务人员，经评估为疼痛反应后，遵医嘱使用止痛药。对于0~12岁的儿童，应在医务人员指导下，服用布洛芬混悬液、对乙酰氨基酚混悬液等药物；对于12~18岁青少年，可在医务人员指导下根据体重遵照前述儿童用药，体重接近成人者，也可推荐每隔6~8小时服用布洛芬颗粒或分散片，或者每6小时服用对乙酰氨基酚片，也可以每8小时服用对乙酰氨基酚缓释片；对于成人患者，根据疼痛具体情况，由医生决定使用哪种途径的止痛药。

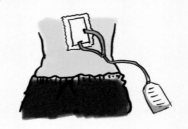

3. 引流量过多

术后安置引流管的患者，需要半卧位休息，利于持续引流。如果持续平卧位休息，在改变体位后，可能会出现短时间内引流液增多的现象。发现异常时应及时告知医务人员，等待进一步观察及处理。

4. 皮下气肿

部分患者术后在伤口周围会出现皮下气肿，即由于皮肤下软组织积气而导致的局部肿胀，触摸时会有"捻发感"。发生此情况时，应及时告知医务人员。少量气体可自行吸收，一般无须担心；如果肿胀范围较广，则需由医务人员进行相应处理。

5. 封堵器脱落（针对行封堵手术的患者）

封堵器脱落的发生率很低，常见于房间隔缺损封堵术、室间隔缺损封堵术等先天性心脏病的介入治疗后的患者。封堵器脱落的原因主要是封堵器尺寸过小、缺损边缘过短、术者操作不当、术后封堵器导致边缘组织撕裂等。封堵器脱落引起的症状与危险程度主要与其脱落进入的部位有关。封堵器脱落后，患者一般可觉心慌不适，听诊可闻及封堵前的心脏杂音。封堵器可能脱落到心房、心室、主动脉、肺动脉等部位，引起胸痛、胸闷、心悸、心律失常等症状。行封堵术的患者在术后早期要尽量避免身体的剧烈撞击或震动。

如果发生了封堵器脱落，在X线透视下可见封堵器随血流及心脏搏动而发生移位或封堵器不在原先封堵的位置，此时需由医生针对封堵器的类型、大小、脱落的部位及患者的情况作出决定，采用介入手段抓捕脱落的封堵器或者通过外科手术取出封堵器。

6.声音嘶哑

导致患者术后声音嘶哑的原因有很多，大多数是由于气管插管或者食道超声检查造成的局部刺激，大都能逐渐恢复，也有少数声音嘶哑与咽喉部小关节功能障碍或喉返神经损伤有关，需要医生进行鉴别。如果患者出现声音嘶哑，应减少说话，适量饮水，使声带得到休息和恢复。

第二节　出院这些事儿

◎ 一、什么时候可以出院？

如果无特殊情况，行封堵术的患者在术后1～2天可出院，行开胸手术的患者则需要根据病情恢复情况而定。出院前主治医生会提前告患者知出院时间，患者有充足时间做好出院准备，出院当天护士会发放出院证明书，出院证明书上会写明出院后服用的药物、复诊、活动、饮食等相关的注意事项。

◎ 二、出院后康复期需要注意什么？

（1）如果出现以下症状需要及时就医：不明原因的发热、咳嗽、胸部疼痛，手术部位水肿、发红，明显的食欲下降、疲倦，晕厥、呼吸困难、下肢水肿、心律不齐等。

（2）术后3个月内，避免拉、提、推、举重物，注意饮食搭配，营养均衡。

（3）遵医嘱按时服用药物，不可随意停药、增减药物剂量、换药。

（4）多数伤口都是使用可吸收线缝合，无须拆线。引流管伤口缝线一般于拔除引流管后10~14天拆除，拆线后一周伤口愈合后方可淋浴。淋浴后应注意擦干伤口及周围皮肤，必要时可使用碘伏局部消毒。出院后还应观察伤口部位有无红肿、皮温升高、血肿、渗血、渗液、流脓等情况，如果患者有这情况或体温长期超过37.5℃，请及时就医。

（5）术后患儿痰多时，年龄较小的患儿不易咳出，所以必要的拍背体疗尤为重要，具体做法为五指并拢形成空杯状，避开孩子的脊柱，在两侧肺部以由下向上、由外向内的顺序进行拍打，要有一定力度，促使痰液排出（见图3-2-1）。

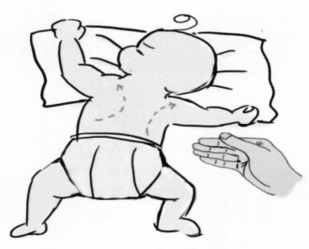

图3-2-1　患儿拍背顺序

（6）保持良好的心态，遵医嘱定期复查，复查内容常包括抽血检查、超声心动图检查、心电图检查等。

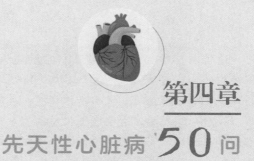

第四章
先天性心脏病 **50** 问

第
一
节　关于先天性心脏病
　　　　你需要知道的事

 第1问：为什么会患先天性心脏病？

　　答：很多人可能认为先天性心脏病完全是由遗传因素导致的，甚至错误地认为先天性心脏病是妈妈带来的。事实上，先天性心脏病的致病因素大致可分为遗传和环境两大因素。存在先天性心脏病家族史的父母生育的孩子患有先天性心脏病的概率要比普通孩子高。有些父母虽然没有患先天性心脏病，但有可能携带先天性心脏病的遗传基因，从而导致孩子患病。

　　有些妈妈因为生育了先天性心脏病的患儿而自责和内疚，有些还会受到家人的埋怨。其实如前所说，导致先天性心脏病的因素非常多，家人不应给予孩子母亲太多的压力。

遗传与环境因素共同作用引发的先天性心脏病在先天性心脏病中的占比可达90%。这个环境是指妊娠前和妊娠中孕妇所处的环境，既包括生活环境和工作环境，也包括感染疾病、滥用药物、接触射线或其他有毒有害化学物质等广义的环境因素。比如准妈妈在妊娠期间感染风疹病毒、缺乏叶酸、酗酒，或者服用某些药物、接触射线等，都会使孩子患先天性心脏病的风险增高。

 第2问：试管婴儿比自然怀孕的婴儿患先天性心脏病的概率更高吗？

答：一般来讲，辅助生殖的婴儿和自然受孕的婴儿患先天性心脏病的概率是一样的，一代试管与自然受孕区别不大，三代试管婴儿的遗传性疾病患病率低。

 第3问：成年人也会患先天性心脏病吗？

答：成年人也会有先天性心脏病，但这种先天性心脏病并不是成年以后才得的，而是在出生后就已经存在，只不过由于病情轻微、症状不典型或未去医院检查，到了成年阶段才被发现。

 第二节 怎么判断是否患了先天性心脏病

 第4问：怀疑孩子患先天性心脏病应该挂什么科？

答：可以挂心脏外科或心脏大血管外科、心脏内科、儿科。

第 5 问：怎样观察孩子是否患有先天性心脏病？

　　答：可以通过症状、体征、辅助检查等判断孩子是否患有先天性心脏病。首先要看孩子是否出现了不适症状，比如反复感冒、体形消瘦、发育缓慢、口唇青紫、突然晕厥等；其次可以通过相应检查来明确是否患有先天性心脏病，比如心电图检查、超声心动图检查、三维CT检查以及心导管检查等。

 第 6 问：先天性心脏病什么时候能查出来？

　　答：如果胎儿患有先天性心脏病，大多可以通过系统的孕期检查检测出来。在怀孕20～28周，进行四维彩超排畸检查时，通过彩色多普勒超声检查，可以比较清楚地观察到患儿心血管系统的发育情况，能够在早期发现患儿的心脏是否存在发育畸形，但是有些复杂的、病变位置比较隐蔽的先天性心脏病有可能发现不了。

 第 7 问：确诊先天性心脏病需要做哪些检查？

　　答：一般会做以下几个方面的检查。

　　（1）胸部X线检查：这也就是大家常说的"胸片"，它可以反映心脏外形，有些先天性心脏病具有特征性的心脏外形。

　　（2）超声心动图检查：这是目前最常用的先天性心脏病诊断方法，可以使90%以上的先天性心脏病患者得到确诊，通过超声心动图可以了解心脏各腔室和血管的大小，并进行定量测量。

　　（3）心电图检查：可以明确有无心律失常。

　　（4）心导管检查：通过心导管检查可以了解心腔及心脏大血管不同部位的血氧含量和压力变化，更精细地区分有无异常分流及分流的具体情况。

（5）心血管造影检查：
可以显示心房、心室以及心脏
大血管的形态、位置、大小，
以及有无异常通道或狭窄、关
闭不全等情况。

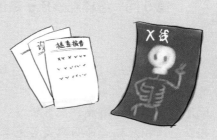

（6）三维CT及MRI检
查：这两种检查对于复杂型先天性心脏病有着较高的诊断价值。

第（4）~（6）项检查一般不作为常规筛查，仅在专科医生
进一步诊断和评估病情时使用。

 第8问：先天性心脏病患儿做心脏彩超需要打麻药吗？

答：做心脏彩超是不需要打麻药的，但需要在患儿相对
安静的状态下进行。所以，只要患儿可以安静、平躺配合就可以
了。如果是相对活泼好动的患儿，可以等其安静入睡后，或者适
量给予水合氯醛等浅镇静药物后，再进行心脏彩超检查。有些患
儿还可以通过发放棒棒糖等方式进行安抚，减少哭闹。

第三节　确诊先天性心脏病后该怎么治疗呢

 第9问：先天性心脏病要怎么治疗？

答：并非所有先天性心脏病患儿都需要治疗，具体情
况需要由经验丰富的医生进行综合判断。病情轻微、无手术指征

的患儿可以在医生指导下随访观察或进行药物控制，定期检查即可，甚至有一部分简单先天性心脏病的患儿是可以自愈的。对有手术指征的先天性心脏病患儿，主张尽早手术，以避免因治疗延误而处于危重状态。患儿存在个体差异，病情复杂多变，家长要引起重视，以免错过最佳的治疗时机。

 第 10 问：先天性心脏病可以治好吗？

答：简单先天性心脏病，如房间隔缺损、室间隔缺损、动脉导管未闭等，经过及时的手术治疗可以完全治愈。某些复杂先天性心脏病，如单心室、法洛四联症、右心室双出口等，手术不一定可以达到"一劳永逸"的治疗目的，部分患儿需要长期随访并且有多次手术的可能。有些畸形如果病情拖延时间太长，患儿则可能失去手术机会，耽误治疗。

 第 11 问：先天性心脏病什么时候治疗最佳？

答：先天性心脏病的最佳手术时机取决于很多因素，包括年龄、体重、生长发育情况、患病类型以及是否合并其他疾病等。医生会根据先天性心脏病患儿的具体畸形情况和相关因素综合决定最佳治疗手段或手术时机。部分先天性心脏病患儿存在自愈的可能性，可适当延后手术时间等待自愈或等待合适的手术时机；有的患儿需要出生后尽快进行手术治疗，如大动脉转位、完全性肺静脉异位引流、永存动脉干等；有的则可以观察一段时间，如患有缺损范围较小的房间隔缺损等疾病的患儿，可以行择期手术或者暂时不手术。

第12问：患先天性心脏病需要吃什么药？

 答：具体吃什么药物需要医生根据患儿的具体情况来确定，服药的主要目的往往是减轻先天性心脏病患儿的心脏负担、改善其心功能状况及治疗合并的其他疾病等。手术前后常用药物有强心药、扩血管药物、利尿剂、止咳化痰药、补钾药等。

这里所说的强心药一般是指地高辛一类的洋地黄药物，主要作用就是增强心脏收缩功能；扩血管药物可通过扩张血管来减轻心脏负担；利尿剂的主要作用是通过增加尿量来减轻心脏负担，利尿之后医生会根据患儿的尿量情况让其服用补钾的药物。如果患儿术后痰液较多，可使用止咳及减少痰液分泌的药物。

第13问：先天性心脏病合并肺动脉高压怎么办？

答：肺动脉高压是由多种已知或未知原因引起的肺动脉压异常升高的一种病理生理状态。血流动力学诊断标准为在海平面静息状态下，右心导管测量平均肺动脉压≥25 mmHg。肺动脉高压患者早期诊断困难，治疗棘手，预后差，最终可导致右心衰竭。

当发现先天性心脏病合并肺动脉高压时，需要由心脏专科医生对患儿的病情进行具体评估，查看有没有手术指征。如果有手术指征，则当尽快进行手术治疗；如果已经丧失手术机会，则可先进行药物治疗，待肺动脉高压情况得到一定缓解后，看是否还能争取到一些手术机会。

先天性心脏病是如何治疗的

第 14 问：先天性心脏病的手术是怎么做的？

　　答：先天性心脏病手术有多种方式，最常见的两种手术形式是经血管介入治疗和开胸心内直视下手术治疗。

　　介入治疗是一种微创手术，一些简单先天性心脏病可以选择这种方式进行治疗。例如部分房间隔缺损，可利用导管通过股静脉穿刺，传送封堵装置至房间隔缺损部位进行封堵（见图4-4-1）。

　　开胸手术则是利用体外循环机代替心肺工作，使心脏停止跳动，并且在没有血液通过心脏的情况下，由外科医生进行手术操作。复杂先天性心脏病和一些缺损较大的简单先天性心脏病的治疗常常选择开胸手术（见图4-4-2）。

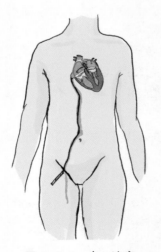

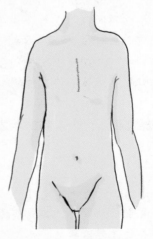

图 4-4-1　介入治疗　　　　图 4-4-2　开胸手术

第15问：先天性心脏病介入治疗的优缺点是什么？

答：先天性心脏病介入治疗的优点是创伤小，伤口美观且不留明显瘢痕，手术时间短，术后恢复快，几乎无须输血。缺点是封堵器等装置置入体内后，将终生留在心脏或血管内，具有残余分流、封堵器移位、传导阻滞、溶血等潜在并发症。

 第16问：先天性心脏病开胸手术的优缺点是什么？

答：先天性心脏病开胸手术的优点是几乎适用于所有病种，且不受年龄限制，手术视野开阔，利于手术操作，准确度高。缺点是手术创伤相对更大，手术部位通常会留瘢痕。

 第17问：先天性心脏病介入治疗和开胸手术，两种方式该怎么选择？

答：选择何种治疗方法应根据患儿病情，由心脏专科医生针对患儿的具体情况提出建议。开胸手术适用于绝大多数常见的先天性心脏病和需要多次手术的复杂先天性心脏病。随着手术技术的不断提高，许多简单先天性心脏病可采用小切口介入手术或胸腔镜等微创手术方式进行治疗。需要明确的是，微创手术仅适合于合适年龄的部分简单先天性心脏病的治疗，很多复杂先天性心脏病仍然需要在开胸下进行治疗。

 第18问：介入封堵手术后封堵器有脱落的风险吗？

答：介入封堵手术是目前对房间隔缺损、室间隔缺损、动脉导管未闭等先天性心脏病的主要治疗手段之一。

如果放置封堵器的手术适应证掌握不好或者封堵器边缘缺乏

足够支撑，会造成封堵器脱落的情况，此外封堵器尺寸过小也是造成封堵器脱落的常见原因之一，但经过医生的仔细筛选和准确评估操作，目前封堵器脱落的情况极少出现，出院后的正常活动并不会造成封堵器脱落。因此，出院后不必太过担心封堵器脱落的问题。

 第 19 问：封堵器脱落后会有什么症状呢？

答：如果封堵器脱落，患者可能出现心悸、心慌、心动过速、胸闷、胸部隐痛不适等症状，经医生听诊可以重新听到心脏杂音，同时可能出现心律失常，严重的也有可能会出现晕厥。除了听诊，还可以通过X线检查、心电图检查、心脏彩超等检查及时发现。

出院后一个月内，要避免胸部受到强烈外力冲击挤压，比如猛烈撞击、从高处摔落等；半年内避免竞技性质比较强的剧烈运动，比如拳击等；手术半年以后封堵器基本固定于心腔了，此时活动就可以不受限制了。

 第 20 问：该怎么告诉患儿他 / 她需要做先天性心脏病的手术了？

答：对于可以沟通的患儿，家属可以表达对患儿的爱和关心，可请医务人员协助，用通俗易懂的语言告诉患儿手术的简单过程，使患儿对手术有简单的了解，引导其接受手术，减轻患儿对手术的恐惧，并表示父母会一直陪在患儿身边，给予鼓励、陪伴、奖励。

第21问: 先天性心脏病术后需要在重症监护病房待多长时间? 家长可以陪伴吗?

答: 术后住重症监护病房的时间取决于患者先天性心脏病的复杂程度和术后的恢复情况。一般在病情稳定后, 患者会被及时转入普通病房治疗。重症监护病房的患者病情相对较危重, 抵抗力低下, 为了减少感染的风险, 促进疾病恢复, 患者在重症监护病房期间家长一般是不参与陪伴的。

 第22问: 先天性心脏病开胸手术医生缝合胸骨用的是什么呢?

答: 缝合胸骨一般采用钢丝或者专用的PDS丝线。PDS丝线可以被人体逐渐吸收, 牢固性要差一些, 仅适用于部分婴儿或新生儿; 钢丝相对牢固, 多用于年长儿及成人。

 第23问: 开胸手术时用于固定胸骨的钢丝, 什么时候取出来?

答: 一般情况下, 固定胸骨的钢丝是不需要取出的。如果术后发生了钢丝移位, 造成局部皮肤不愈合, 甚至严重感染, 则要考虑把钢丝取出。

 第24问: 术后胸骨、皮肤什么时候愈合?

答: 术后胸骨的愈合时间根据手术的具体类型、个体差异以及术后护理等不同而有所不同, 一般需要1~6个月, 有些患者所需时间可能更长。在此期间, 要注意患者正确的体态, 避免鸡胸或驼背的产生。皮肤愈合所需时间远远短于骨骼的愈合时间, 皮肤创口一般在术后7~10天愈合, 部分患者可能有所差异。

第 25 问：先天性心脏病术后伤口会留瘢痕吗？

答：介入治疗基本上不会留瘢痕，即便是疤痕体质的患者留下瘢痕的范围也是极小的。传统开胸手术后伤口会留下明显的手术瘢痕，不过随着医疗技术的提高，各种小切口手术方式、胸腔镜手术方式的开展也使得手术瘢痕的范围变小、变窄。所以，最终术后是否留瘢痕，取决于手术方式、个人体质、术后照护等因素。

第 26 问：术后的伤口应该怎么护理？

答：术后伤口缝线一般于术后一周左右拆除，拆线后一周，伤口愈合后方可淋浴。部分患者的手术伤口使用可吸收缝线，无须拆线，仅需拆除引流管固定线，具体情况请咨询主治医生。出院后，需要观察伤口部位有无红肿、皮温升高、血肿、渗血、渗液、化脓等，若有这些症状或者体温超过37.5℃，应及时到门诊或者急诊科就诊。

第 27 问：术后切口多长时间换一次药？

答：伤口敷料如果没有污染、潮湿，没有明显渗血或者渗液，术后3～5天更换一次敷料即可。如果伤口完全愈合就可以不用贴敷料了，如果是慢性伤口需要根据患者伤口情况，请专业的伤口治疗师制定换药方案。

第28问：先天性心脏病手术恢复期多长？

答：先天性心脏病分为简单先天性心脏病、复杂先天性心脏病。简单先天性心脏病，如房间隔缺损、室间隔缺损、动脉导管未闭等术后恢复相对较快，介入手术相较开胸手术恢复得会快一些。开胸术后伤口皮肤愈合时间一般为7～10天，胸骨愈合时间为3个月左右，幼儿可能更快。所以先天性心脏病患儿一般3～6个月基本完全恢复正常，和成人相同。

对于一部分复杂先天性心脏病患者，如完全性大动脉转位、单心室、肺静脉异位引流、肺动脉闭锁等，术后恢复时间相对较长，一般3个月以后恢复尚可，但到半年甚至一年左右需要按照医生的要求定期复查，由医生观察患者的恢复情况。

 第29问：先天性心脏病术后多久可以运动？

答：先天性心脏病患者术后早期下床活动，可以促进肠蠕动、减轻腹胀、加快胃肠道功能恢复，同时还可减少肺部并发症的发生。1岁左右的患儿，如果不会走路，可以由父母抱着多活动，以适应术后的变化；在病床上可以由父母协助进行肢体关节活动。同时，需要关注患儿心功能的恢复情况，心功能不好的患者需要绝对卧床休息1～2周，逐步促进心功能的恢复；是否需要延长卧床休息时间，医生会根据患儿的情况进行指导。

出院后的患儿早期可以进行一些平缓的活动，如下棋、看书等；2周后可逐渐加大活动量，活动量以患儿不感到劳累为宜。如何判断患儿究竟累不累，可以观察呼吸，如果呼吸是平静的、没有喘粗气，同时其他生命体征是正常的就可以继续观察。避免跑跳或过于激烈的运动，以免增加心脏负担，影响愈后；胸骨需要8～12周方可愈合，要注意前胸防止冲击和激烈活动；2个月后，逐渐鼓励患儿以正常人的方式生活；学龄期儿童在术后适当的时间可回到学校进行一般活动。为了预防感染，在恢复期，患儿应尽量避免前往人员密集的场所，如商场、电影院、会议、医院等；可到较开阔的地方，如公园等；做姑息手术的患儿，术后注意限制活动，减少活动量。

第30问：先天性心脏病术后应该吃什么？有无忌口？

答：先天性心脏病患者手术后，如果医生并未特别指出需要忌口，患者可以逐步恢复术前正常饮食。家属需为患者准备营养丰富的饭菜，适当补充蛋白质。因为蛋白质有利于组织修复，可以促进患者尽早恢复健康。蛋白质不宜摄入过多，否则也会增加患者肝、肾负担，可直接或间接影响心脏，对患者不利。

如果是未断奶的婴幼儿，可根据病情和医生指导，适当增加奶水的摄入。大多数患儿也都可以摄取与术前相同种类的食物。

有的患儿手术后食欲大增，家长应该根据术后恢复的情况，在医生的指导下适当增加每餐的量。有些食物患儿不能多吃甚至不能吃，比如辛辣的、坚硬的、生冷的及烟熏、油炸等食物。此外，目前市场上出售的补品也并不适合小朋友服用。

总体原则是，患者不要挑食也不要偏食。如小于1岁的患儿可根据年龄合理选择母乳、奶粉、易消化的辅食等，也要保证充足的蛋白质和维生素的摄入；大于1岁的患儿可以吃瘦肉、鱼、鸡蛋、水果、各种蔬菜，但不要暴饮暴食，宜少量多餐；同时，家长需要注意不要让患儿过多进食零食，不要影响正餐的摄入。饮食还要注意清洁，以防引起腹泻、肠胃炎等消化系统疾病。

第 31 问：先天性心脏病术后需要持续吃药吗？

答：根据医生的医嘱用药，不可随意停药或换药。如患者因患其他疾病需要用药时，一定要咨询医生。重症、复杂畸形等心功能较差的患者，出院后可能需要继续用一段时间的强心药、利尿剂、抗生素，部分患者手术后可能需要使用抗凝药，务必遵医嘱用药。注意氯化钾应和呋塞米、氢氯噻嗪等利尿剂同时服用，利尿剂停用或服完后也应同时停止口服氯化钾。

 第 32 问：患儿术后容易呼吸道感染，该怎么办？

答：术后的患儿痰液比较多，较小的患儿不易咳出痰，所以进行必要的拍背体疗尤为重要。具体做法如下：五指并拢成空杯状，避开患儿的脊柱周围，在两侧肺部，按照由下向上、由外向内的顺序进行拍打，要有一定的力度，通过震动将痰液排出（见第三章第二节图3-2-1）。术后避免带患儿去人员密集的公共场所，防止呼吸道感染；室内每天通风半小时。

 第 33 问：患儿手术成功了，恢复得也很好，还需要定期复查吗？

答：一般复查的时间会写在出院的病情证明书上，家长可根据医生的要求及患儿的情况定期复查，如果遇到紧急情况可就近至医院急诊科处理。

第 34 问: 医生说"患儿暂时不需要进行手术",
家属应该怎么办?

答: 若医生告知家属"患儿暂时不需要进行手术",家属遵照医嘱,定期复查即可。医生也会根据每个患儿的具体情况,嘱咐家属具体注意事项,比如密切观察患儿的体重增长情况,有没有活动后特别累、喘粗气,甚至休息状态下觉得劳累、乏力,有没有嘴唇和指甲发紫加重、颜色加深,有没有出现短时间内反复发热、感冒等。如果出现上述情况,应及时到医院就诊。

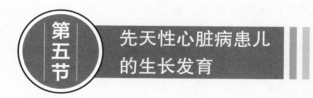

第五节 先天性心脏病患儿的生长发育

第 35 问: 患儿患先天性心脏病后,心理会不会产生
变化,该怎么应对?

答: 在生活中人们常常发现,先天性心脏病患儿由于从小患病,家长亲友们常因为愧疚给予更多的同情和关注。然而,这也会带来一些"副作用": 患儿往往非常任性,一切以自我为中心,动辄发脾气,大哭大闹,摔玩具,有时甚至以"绝食"抗议。在手术前对待这种情况,许多家长都会做出让步、迁就,担心患儿缺氧发作或出现心力衰竭。还有一些患儿,从小体弱多病,很少与外界接触,平时活动又少,形成胆怯、沉默的心理状态。所以作为家长不仅需要在身体上给予患儿关怀照顾,更要在心理上要给予一定的关注,但也不能过分迁就患儿。

第 36 问：先天性心脏病术后能和正常人一样吗？

答：患简单先天性心脏病的患儿，术后恢复一段时间其心脏功能便可康复至正常水平，学习、运动以及正常生活均不受影响。部分患复杂先天性心脏病的患儿在术后可能和正常患儿还是有一定差别，比如需要限制活动，长大后无法从事运动员、军人等需要高强度、重体力活动的工作。

 第 37 问：先天性心脏病会影响患儿智力发育吗？

答：先天性心脏病本身并不会对智力造成明显影响，但是有一些患先天性心脏病的患儿也可能合并一些其他的先天畸形，甚至本身其先天性心脏病就是某种染色体变异疾病的一部分，这类患儿往往伴随不同程度的神经系统发育异常，也可能存在智力问题，比如唐氏综合征。

 第 38 问：先天性心脏病会影响患儿的生长发育吗？

答：简单、症状较轻的先天性心脏病对患儿的生长发育不会产生很大影响。病情较重、畸形严重的先天性心脏病会影响患儿的生长发育，比如生长困难、发育迟缓等。

 第 39 问：患先天性心脏病的患者能活多久？

答：随着现代医疗技术的进步、产前检查的完善、围产期保健的推广以及人民医疗保健意识的增强，患先天性心脏病患者的生存情况得到了很大程度的改善。如果先天性心脏病患者能及早进行积极的治疗，大多数几乎可以和正常人一样，拥有同等的寿命长度，但是如果延误了治疗，会使患者的生存时间减少、生活质量下降。

第六节 先天性心脏病患儿的日常生活

第 40 问：患儿有先天性心脏病可以母乳喂养吗？

答：如果没有特殊情况，对先天性心脏病患儿应坚持母乳喂养。往往大多数先天性心脏病患儿体质相对较弱，而母乳营养丰富，更易于消化吸收，并且母乳中含有不可替代的免疫成分，对患儿有着重要的保护作用。

第 41 问：大哭会影响先天性心脏病患儿的心脏吗？

答：对于患有简单先天性心脏病的患儿，如果没有青紫等表现，哭闹对患儿心脏的影响很小，家长们无需过分担心，只需正常安抚即可。如果是患复杂先天性心脏病的患儿，或平时就有青紫等表现的患儿，大哭有可能会导致患儿缺血、缺氧，加重心功能负担，家长们要尽可能地安抚患儿，减少患儿的哭闹。

第42问：先天性心脏病患儿可以打疫苗吗？

答：先天性心脏病不是预防接种疫苗的绝对禁忌。但是，如果患儿是复杂青紫型先天性心脏病，伴有心力衰竭、肺动脉高压等并发症，缺损大的房间隔缺损、室间隔缺损、动脉导管未闭等，要充分考虑接种的风险效益比，谨慎接种。建议接受严格的心脏专科检查，并经心脏专科医生评估后决定是否可以进行预防接种。

综合国内外文献，推荐如下：

（1）对于生长发育良好、无临床症状、心功能正常的先天性心脏病患儿，可以正常预防接种。

（2）外科（体外循环）术后3～6个月，复查心功能无异常，也可以正常预防接种。

（3）对于伴有心功能不全、严重肺动脉高压等并发症，复杂青紫型先天性心脏病需住院手术者，合并免疫缺陷、严重营养不良者，建议暂缓接种，先由专科会诊评估。接受了心脏移植的患儿，不建议接种疫苗。

 第43问：先天性心脏病患儿如何进行体育锻炼？

答：先找专业医生进行相应的评估，在医生的指导下，进行合适的运动，家长应注意观察患儿运动后有无明显的心累、气紧、口唇青紫等异常情况；每次运动后患儿若无异常情况出现，则表明运动量及时间较为合适。随着患儿年龄的增长及身体状况的逐渐恢复，可以适当延长运动时间及增加运动强度，但切记不可过度劳累。

第 44 问：为什么患先天性心脏病的患儿要特别注意预防龋齿？

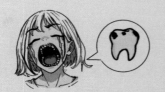

答：与健康同龄儿童相比，先天性心脏病患儿的乳牙牙釉质相对薄弱，患龋齿的风险更高。特别是青紫型先天性心脏病患儿由于长期缺血、缺氧，再加上某些治疗心脏病的药物会导致口干等，患龋齿的可能性更大；而龋齿的发生可能导致细菌从口腔进入血液，持续的菌血症可能会增加先天性心脏病患儿罹患感染性心内膜炎的概率。

第 45 问：患先天性心脏病的患儿应该注意什么？治愈后能献血吗？

答：家长应当为患儿安排合理的生活作息，既要增强锻炼，提高机体抵抗力，又要适当休息，避免劳累过度；还应结合患儿的营养水平、饮食习惯，提供高维生素、高蛋白、低盐低脂饮食，比如绿色蔬菜、鸡蛋以及鸡、鸭、鱼肉等，保持足量饮水；避免患儿情绪激动，保持大便通畅，随季节变换及时增减衣物，平时应尽量少带患儿去人员密集的公共场所。患儿出现异常时，应及时就医。

先天性心脏病患者治愈后不可以献血。根据国家《单采血浆站技术操作规程（2022年版）》规定，只要患有心脏方面的疾病，无论治愈与否，为了安全考虑都不能参与献血。

第 46 问：先天性心脏病患儿术后多久可以上学？

答：学龄期的患儿根据病情一般在术后数周至数月可回到学校上学，但尽量不要做过于剧烈的活动。如果是开胸手术后的患儿，胸骨大致需要3个月的时间才可愈合，注意在学校要防止胸部冲击和剧烈活动。如果是复杂先天性心脏病患儿，需要由医生评估具体多长时间可以入学、多久可以上体育课。同时，家长也需要将医师要求的注意事项及活动限制告知患儿的老师。

 第 47 问：先天性心脏病患儿能坐飞机吗？

答：一些病情较轻、平时无明显症状的患儿是可以坐飞机的。如果患儿平时就有晕车情况，可以在专业医生指导下提前服用防晕车的药物。一些病情较重的患儿，如青紫严重、易缺氧发作或反复发生心力衰竭等患儿，应谨慎乘坐飞机；如果必须出行，需要在专业医生评估后，由专业医务人员携带相应设备及急救物资陪同。

 第 48 问：先天性心脏病患者术后体检能合格吗？

答：通常情况下，通过系统的体检是可以查出患者做过先天性心脏病手术的。先天性心脏病患者一定要注意调整好自己的心态，一些简单先天性心脏病可以通过手术治疗恢复正常，不会影响患者日常的生活工作和学习，不用过于担心。另外一些复杂先天性心脏病患者的体检结果是否对工作有影响，需要咨询主治医生，以免有些工作强度太大，身体无法承受。

 第 49 问：介入封堵术后过安检会响吗？能不能做CT/MRI 等检查呢？

答：目前广泛使用的介入封堵器一般是由镍钛合金制成，过安检是否会引起警报提示音，取决于安检金属探测门的灵敏度，如果灵敏度设定的高，就会报警。其实，通过安全门时如果身上有其他的金属物也会报警，例如皮带扣、衣服上的金属扣、鞋底的钢板等。不管安检时是否会报警，安检对患者都是没有任何影响的，如果安检员询问，回答做过先天性心脏病介入治疗就可以了，必要时可以出示出院记录或超声随访报告。

先天性性心脏病患者如无明显心脏功能障碍，一般可以行CT检查，但应警惕造影剂过敏，以及增强扫描时短时间内造影剂静脉注入对心脏造成的负担和风险。相较于CT检查而言，MRI检查无辐射影响、无造影剂过敏风险，且检查过程中不增加心脏负担，所以尚未手术以及已接受开胸手术治疗的先天性心脏病患者，只要体内无金属物置入，一般可以行MRI检查，但检查时间较CT检查更长。接受过封堵治疗的患者，因体内置入了镍钛合金材质的封堵器，而对MRI检查条件有一定的要求，检查和手术的时间间隔、检查部位是否有限制需咨询心脏专科医生。

第 50 问：先天性心脏病术后对生育有影响吗？

答：先天性心脏病患者通过手术矫正畸形后，成人是能生育后代的。首先，心脏病是循环系统疾病，能否生育是生殖系统问题，只要生殖系统健康，在医生的指导下，在患者心功能允许的情况下，可以生育。其次，先天性心脏病是一种多基因的遗传病，目前公认先天性心脏病是由遗传因素和环境因素两者共同作用而引起的。因此，患有先天性心脏病的母亲或者是父亲将来生育的后代不一定患病，但患病风险高于无遗传因素影响家庭的后代。当然，所有患有先天性心脏病的人在自己做父母的时候都希望生育一个健康的后代，要想做到这一点，最好的办法就是做好婚前检查及产前检查，并咨询自己的主治医生，必要时提前做好遗传疾病的筛查。

参考文献

［1］张尔永，万峰.心血管外科学［M］.北京：人民卫生出版社，2009.

［2］龚仁蓉，张尔永，白阳静.胸心血管外科护理手册［M］.北京：科学出版社，2011.

［3］Le Gloan L，Legendre A，Iserin L，et al.Pathophysiology and natural history of atrial septal defect［J］.Journal of thoracic disease，2018，10（24）：S2854-S2863.

［4］孙宏晓，泮思林，李国菊，等.年龄<2岁儿童房间隔缺损介入封堵术后随访研究［J］.中国实用儿科杂志，2022，37（2）：146-150.

［5］中国医师协会心血管内科分会先心病工作委员会.常见先天性心脏病介入治疗中国专家共识一、房间隔缺损介入治疗［J］.介入放射学杂志，2011，20（1）：3-9.

［6］中国医师协会心血管内科分会先心病工作委员会.常见先天性心脏病介入治疗中国专家共识二、室间隔缺损介入治疗［J］.介入放射学杂志，2011，20（2）：87-92.

［7］易定华，徐志云，王辉山.心脏外科学：第2版［M］.北京：人民军医出版社，2016.

［8］王卫平，孙锟，常立文.儿科学：第9版［M］.北京：人民卫生出版社，2018.

［9］徐光亚，吴树明.图解心脏外科手术学：第2版［M］.北京：科学出版社，2010.

［10］王庭槐.生理学：第9版［M］.北京：人民卫生出版社，2018.

［11］崔焱，仰曙芬.儿科护理学：第6版［M］.北京：人民卫生出版社，2017.

［12］李乐之，路潜.外科护理学：第6版［M］.北京：人民卫生出版社，2017.

［13］陈孝平，汪建平，赵继宗.外科学：第9版［M］.北京：人民卫生出版社，2018.

［14］王辉山，李守军.先天性心脏病外科治疗中国专家共识（十）：法洛四联症［J］.中国胸心血管外科临床杂志，2020，27（11）：1247-1254.

［15］王建明，李江.心脏外科疾病诊断标准［M］.北京：科学技术文献出版社，2009.

［16］乔纳斯.先天性心脏病外科综合治疗学［M］.刘锦纷，译.北京：北京大学医学出版社，2009.

［17］李野，董志武，杨可平.心脏血管外科疾病诊治技术与思路［M］.北京：科学技术文献出版社，2009.

［18］Massoud I，Botros N，Yehia A，et al.Restrictive right ventricular performance assessed by cardiac magnetic resonance after balloon valvuloplasty of critical pulmonary valve Stenosis［J］.Cardiology in the Young，2016，26（3）：556-568.

［19］王珍全，吴蓉洲，陈其.经皮球囊肺动脉瓣成形术治疗单纯肺动脉瓣狭窄48例［J］.介入放射学杂志，2013，22（1）：54-56.

［20］辛杰.实用心血管疾病护理规范［M］.北京：科学技术文献出版社，2019.

［21］禹丽，周海宁，陈权，等.经皮球囊肺动脉瓣成形术治疗肺动脉瓣狭窄临床分析［J］.系统医学，2018，3（12）：81-82.

［22］刘宇航.肺动脉瓣狭窄［J］.中国实用乡村医生杂志，2019，26（1）：11-12.

［23］徐志伟.小儿心脏手术学［M］.北京：人民军医出版社，2006.

［24］宋治莹，郑景浩.肺动脉闭锁伴室间隔缺损的外科手术策略进展［J］.上海交通大学学报（医学版），2021，41（10）：1389-1393.

［25］李慕子，李维君，李健，等.超声心动图在肺动脉闭锁合并室间隔缺损诊断及外科治疗中的应用价值［J］.中国循环杂志，

2021, 36（3）：299-304.

［26］张兆光，孙立忠.心血管外科诊疗常规［M］.北京：中国医药科技出版社，2013.

［27］宋治莹，郑景浩，何晓敏，等.三种姑息手术方法治疗肺动脉闭锁伴室间隔缺损的对比研究［J］.中国胸心血管外科临床杂志，2023，30（2）：266-272.

［28］Irving C A，Chaudhari M P.Cardiovascular abnormalities in Down's syndrome：spectrum，management and survival over 22 years［J］.Archives of disease in childhood，2012，97（4）：326-330.

［29］Christensen N，Andersen H，Garne E，et al.Atrioventricular septal defects among infants in Europe：a population-based study of prevalence，associated anomalies，and survival［J］.Cardiology in the Young，2013，23（4）：560-567.

［30］严英榴.产前超声诊断学［M］.北京：人民卫生出版社，2005.

［31］Ono M，Goerler H，Boethig D，et al.Improved results after repair of complete atrioventricular septal defect［J］.Journal of Cardiac Surgery，2009，24（6）：732-737.

［32］陈寄梅，李守军.先天性心脏病外科治疗中国专家共识（六）：完全型房室间隔缺损［J］.中国胸心血管外科临床杂志，2020，27（7）：725-731.

［33］徐志伟.先天性心脏病专家门诊128问［M］.北京：人民军医出版社，2007.

［34］梁家立，卢兆桐，朱春生，等.先天性心脏病现代进展600问［M］.长春：吉林科学技术出版社，2007.

［35］马小静，夏娟，王静静，等.永存动脉干影像诊断、分型与手术矫治分析［J］.中国超声医学杂志，2014，30（10）：905-908.

［36］卢思，陈永薏，李谧.先天性主动脉瓣狭窄临床诊治研究进展［J］.现代医药卫生，2020，36（23）：3819-3821.

［37］顾燕，金梅，丁文虹，等.儿童先天性主动脉瓣狭窄的临床分类及转归分析［J］.心肺血管杂志，2017，36（1）：23-26+35.

［38］朱奕帆，蒋琪，胡杰，等.外科治疗67例婴儿先天性主动脉瓣狭窄的临床疗效分析［J］.临床小儿外科杂志，2021，20（6）：512-517.

［39］张海波，李守军.先天性心脏病外科治疗中国专家共识（十一）：主动脉缩窄与主动脉弓中断［J］.中国胸心血管外科临床杂志，2020，27（11）：1255-1261.

［40］施凤双，唐晓敏，李柳青，等.先天性二尖瓣狭窄行二尖瓣置换术患儿的围术期护理［J］.护理与康复，2021，20（3）：52-55.

［41］莫绪明，李守军.先天性心脏病外科治疗中国专家共识（十三）：先天性二尖瓣畸形［J］.中国胸心血管外科临床杂志，2020，27（12）：1382-1388.

［42］李晓锋，苏俊武，张晶，等.单纯先天性二尖瓣关闭不全的临床解剖特点分析及意义［J］.中国医药，2015，10（5）：626-628.

［43］张泽伟，高强，高展，等.左心发育不良综合征一例及国内治疗现状［J］.中华小儿外科杂志，2018，39（2）：112-115.

［44］张本青，马凯，李守军.先天性心脏病外科治疗中国专家共识（七）：右心室双出口［J］.中国胸心血管外科临床杂志，2020，27（8）：851-856.

［45］Rudienė V, Hjortshøj C M S, Glaveckaitė S, et al.Cor triatriatum sinistrum diagnosed in the adulthood: a systematic review［J］.Heart, 2019, 105（15）: 1197-1202.

［46］Aliyu I, Ibrahim Z F.Cor-Triatriatum dexter with associated cyanosis in a 3-month-old girl［J］.Journal of Cardiovascular Echography, 2018, 28（2）: 143-145.

［47］陈树宝.先天性心脏病影像诊断学［M］.北京：人民卫生出版

社，2004.

［48］安琪，李守军.先天性心脏病外科治疗中国专家共识
（十二）：先天性冠状动脉异常［J］.中国胸心血管外科临床
杂志，2020，27（12）：1375-1381.

［49］徐泽生，霍勇.冠状动脉左主干疾病［M］.北京：人民卫生出
版社，2016.

［50］中华医学会.临床技术操作规范：心血管外科学分册［M］.北
京：人民军医出版社，2009.

［51］陈宏，陈苏伟，王盛宇，等.主动脉窦瘤的外科治疗策略［J］.
心肺血管病杂志，2021，40（10）：1050-1052+1062.

［52］高威，朱江.主动脉窦瘤破入右心房致心跳骤停复苏后手术抢
救成功2例［J］.温州医科大学学报，2022，52（11）：923-
925.

［53］弗兰克·W.赛尔克，佩德罗·J.德尔尼多，斯科特·J.斯旺
森.心胸外科学：原书第9版（下卷）［M］.董念国，李单青，
胡行健，译.北京：中国科学技术出版社，2021.

［54］朱晓东.中华医学百科全书：临床医学：心脏外科学［M］.北
京：中国协和医科大学出版社，2018.

［55］张希，罗红鹤.胸心血管外科疾病临床诊断与治疗方案［M］.
北京：科学技术文献出版社，2010.

［56］莫绪明，李守军.先天性心脏病患儿健康教育手册［M］.北
京：人民卫生出版社，2020.

［57］吴疆.特殊健康状况儿童的预防接种［M］.北京：人民卫生出
版社，2021.

［58］Taylor J L, Debost J C P G, Morton S U, et al.Paternal-Age-
Related de Novo Mutations and Risk for Five Disorders［J］.
Obstetrical & Gynecological Survey, 2020, 75（2）: 104-105.

［59］赵胜.ISUOG胎儿心脏超声检查指南（修订版）［J］.中国产前
诊断杂志（电子版），2014，6（1）：46-54.